アトピー・アレルギー克服応援ブック

必ず道が見つかるアドバイス

[NPO法人]
アトピッ子地球の子ネットワーク[著]

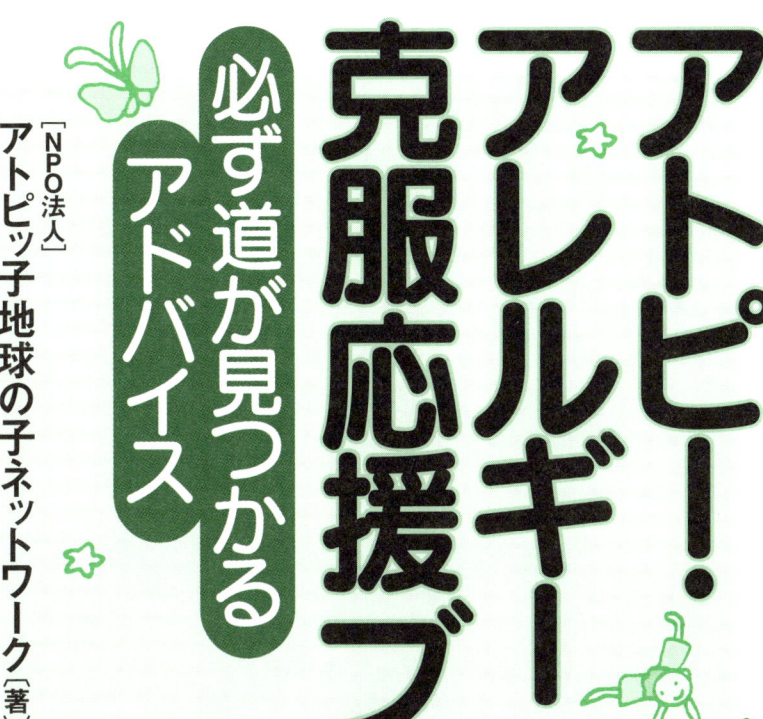
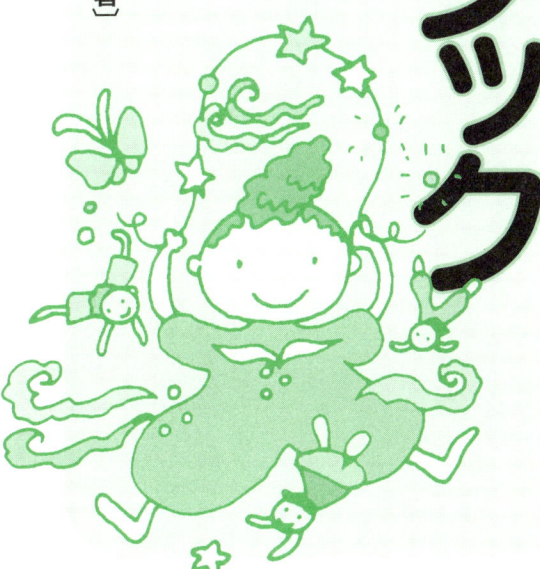
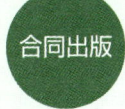

合同出版

まえがき

インターネットの普及でアレルギーに関する情報は日常にあふれています。初めて出会ったわが子の疾患に右往左往する毎日に加えて、氾濫した情報の中から「危険なもの」や「古くなってしまったもの」を排除して「正しい知識」や「自分のライフスタイルにあった治療法」を見つけ出すのはたいへんなことです。アレルギーにまつわる口コミ情報も、悪意はなくても過剰な表現だったり、根拠が不確かだったり、自分のライフスタイルに合わなかったりして、逆に振り回されてしまうこともあります。

アレルギー性の慢性疾患は、医療・暮らし・社会的支援が総合的に整わないと患者さんの生活の質（QOL）が向上しないやっかいなものです。

本書は基礎知識を確認しながら、アレルギーをどのように考えるか、治療のために使ったり、暮らしの中であたり前に使う日用品や食品をどのように選ぶか、どんな事がらを大切にしたらいいかを、みなさんといっしょに解き明かせるように構成しました。

「困ったときにいっしょに考えられる応援団でいたい」。私たちは1993年から患者支援のための相談活動や情報発信を続けてきました。この本にはその活動の中でつちかわれたことを凝縮させました。

できることならこの本が、みなさん自身の生き方や暮らしの中のバランス感覚を再発見するきっかけになれば幸いです。

NPO法人アトピッ子地球の子ネットワーク

第1章 まずアトピーを理解しよう

まえがき …… 2

知っておきたいアレルギーのしくみ …… 8
- Ⅰ型（即時型）アレルギー …… 12
- Ⅳ型（遅延型）アレルギー …… 14

アレルギーをひき起こすアレルゲンのいろいろ …… 16

検査にはどんなものがあるか？ 結果をどう考えるか？ …… 18

食物アレルギーの症状と治療のポイント …… 20

アトピー性皮膚炎の治療のポイント …… 25

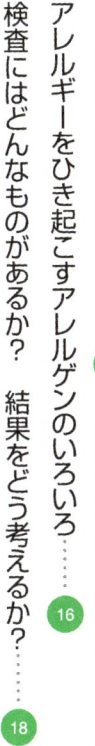

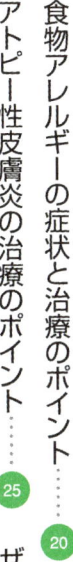

全体のバランスの中でアレルギーをとらえる …… 32

ストレスとアレルギーの関係を知っておきたい …… 37

ぜんそくの対策と治療のポイント …… 28

コラム アトピーと四季 …… 40

第2章 食生活とアレルギー

日本人の食生活を考える …… 42

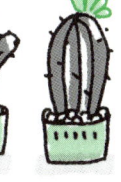

食べ物と化学物質の問題 …… 47

どのような食事がいいのか？ 食生活のポイント …… 50

腸壁とアレルギーの関係 …… 45

第3章 化学物質とアレルギーとの関連

- 食物日誌を活用しよう…… 52
- 回転食ってどんなもの？…… 56
- アレルギー体質の妊婦さんの食事…… 60
- アレルギー物質を含む食品の表示義務…… 65
- **コラム** あると便利な調理器具…… 67
- 医師からアレルゲン除去食を指導されたら…… 73
- 必要なアレルゲン除去を持続させるために…… 78
- 保育園・学校の課題…… 80
- **コラム** 民間療法について…… 82
- 家庭内にたくさんある化学物質…… 84
- 食品添加物の問題点は？…… 88
- 農産物と農薬の問題は？…… 90

第4章 アレルゲン対策と対策グッズの選び方

- グッズを上手に使って、アトピーに対処したい…… 92
- ダニ、カビ、ハウスダスト対策…… 98
- 寝具…… 100
- 肌着・その他の布製品…… 103
- そうじ機…… 106
- 洗濯用の洗剤…… 108
- 水道水の塩素対策用品…… 110
- 化学物質過敏症対策…… 111
- 暖房器具…… 112
- **コラム** 震災支援の教訓❶

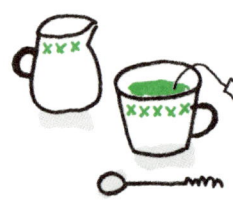

第5章 スキンケアをきちんとやろう

アトピー性皮膚炎とスキンケア…… 114

スキンケア用品…… 118

保湿剤を上手に利用する…… 116

入浴の効果と気をつけたいこと…… 120

コラム 震災支援の教訓 ❷ …… 124

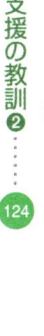

第6章 わが子のアトピーに悩みながらも出口を見つけた人たち

ケース1 食事制限をしているのに祖父母が甘いお菓子を与える…… 126

ケース2 いつも不機嫌な子どもをかわいいと思えない…… 130

ケース3 医者が信用できなくなった…… 134

ケース4 3歳までには治ると思っていたのに、逆に悪化した…… 138

ケース5 ステロイド離脱を経験したが先が見えない不安がある…… 142

ケース6 新築マンションに越してから症状がひどくなった…… 146

コラム アトピー・アレルギーと社会的支援…… 150

第7章 アトピー・アレルギーと上手につき合うために

ひとりで悩まないでまわりの人と話そう…… 152

必ず道は開けると信じて…… 153

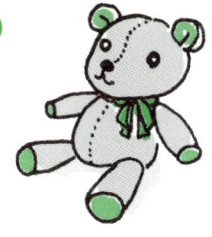

第8章　薬とのつき合い方、医師とのつき合い方

アレルギーやアトピーの薬……172

身体に入った薬のゆくえ……182

名医は身近にいる……188

食物アレルギーがあり、他の子と同じものが食べられない……154

アトピーへの無理解から出る言葉や対応に深く傷つく……156

肌の状態が悪いので、人の視線が気になる……158

人目を気にする家族や親族……160

痒みで夜眠れなくて、翌日に影響が出る……162

わが子のアトピーで身も心もくたくた……165

アトピーの症状のため集中力がなくてなって困る……161

ステロイド外用剤について……177

薬とつき合う方法を身につけよう……184

コラム

ノーマライゼーションについて……170

自律訓練法……167

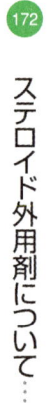

あとがき……190

NPO法人アトピッ子地球の子ネットワーク活動紹介……191

参考文献、写真協力……192

相談活動の際に私たちが活用している医師リスト……194

さくいん……198

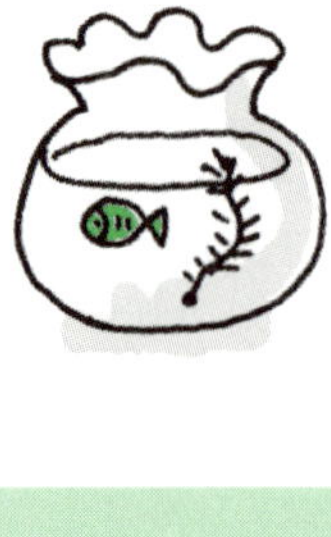

●装幀・佐藤 健十六月舎
●イラスト・komugi
●組版・酒井廣美

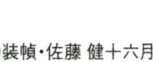

第1章

まずアトピーを理解しよう

知っておきたいアレルギーのしくみ

治療の第一歩は正しい理解から

「まず、アレルギーのしくみを理解しよう」というと、そういう難しい話はどうでもいいから、予防や治療法について教えてほしいという反応を示す人も多いかもしれません。

実際、アレルギーのしくみを語ると難しい話になってしまうのですが、治療の第一歩は病気を正しく理解することから始まります。

この章では、アレルギーのしくみをできるだけやさしい言葉で解説しますので、おつきあいください。

アレルギーは抗原抗体反応によって起こります

私たちの身体には、身体にとって異物となるもの（抗原またはアレルゲン）が体内に入ってきたとき、それに対抗する物質（抗体）を作って、抗原を排除しようとするシステムが備わっています。これを「抗原抗体反応」とか「免疫」といいます。

予防接種などは、このシステムを利用したもので、弱毒化した病原菌を接種することによって、体内に抗体を作り、本当の病原菌が入ってきたときにそれをすみやかに排除して、病気にかからないようにするのです。

このように身体にとっては有益な抗原抗体反応ですが、ときに必要以上に作用したり、あるいは不適切に作用することがあります。これがアレルギー反応です。

アレルギー反応には4つの型がある

アレルギー反応にはⅠ型、Ⅱ型、Ⅲ型、Ⅳ型と4つの型があります。

このうち、アトピー性皮膚炎、食物アレルギー、花粉症など一般的なアレルギー疾患は、主にⅠ型とⅣ型に関わっていますので、この2つの型につい

アレルギー反応の種類

反応の型	名　称	反応のおこり方	主な疾患・症状
Ⅰ型	即時型 アナフィラキシー型 IgE保存型	アレルゲンの侵入によって多量に作り出されたIgE抗体が、再びアレルゲンが侵入することで反応を起こす。 その結果マスト細胞から化学伝達物質が放出されて起こる。	アトピー性皮膚炎 気管支喘息 じんましん、血管浮腫 アレルギー性鼻炎 アナフィラキシーショック 食物アレルギー 花粉症 アスペルギルス症
Ⅱ型	細胞障害型 細胞融解型	抗原に対して作られた抗体が赤血球、白血球、血小板などを破壊。IgE、IgN、補体活性化。	自己免疫性溶血性貧血 血小板減少症 不適合輸血 重症筋無力症 薬剤アレルギー
Ⅲ型	免疫複合型 アルサス型	抗原と抗体による（免疫複合体）が血中を循環し、腎臓・肺など特定の場所の小血管に付着して炎症を起こすもの。	糸球体腎炎 血管炎の一部 血清病 慢性関節リウマチ 全身性エリテマトーデス 過敏性肺炎 薬剤アレルギー アレルギー性気管支炎
Ⅳ型	遅延型 細胞免疫型 ツベルクリン型	抗体がTリンパ球に作用し、リンフォカインが放出されて炎症が起こる。	アトピー性皮膚炎 感染アレルギー 臓器移植の拒否反応 アレルギー性接触皮膚炎 薬剤アレルギー ウイルス免疫

ては12〜14ページでくわしく説明します。

また、最近はこの分類では説明のつかないケースもあります。

アレルギーは治るの？

免疫やアレルギーに関する身体のしくみは、「ひとたび身体が記憶してしまうと二度と忘れることはない」というのが特徴です。したがって、身体の記憶が消えることはないという意味では、「アレルギーは治らない」といえます。

しかし、アレルギー反応によって起こる諸症状は、抑えたり、コントロールすることができます。接触や皮膚の乾燥、感染によって起こる症状も予防や対処の方法があります。その意味では、「アレルギーは治る」という表現も決してまちがってはいないでしょう。

また、一般に「アトピーを治すこれ

といった方法はまだ見つかっていない」とか「本当の原因はまだわからない」と表現されることが多いようです。でも、その人の身体の反応がどのように起こっているか、きちんと見極め、どのように対処するか方針を決めることができれば、アトピー性皮膚炎をはじめ、さまざまなアレルギー性疾患の治療は決して「未知のもの」ではないはずです。

ただ、残念なことにアトピー性皮膚炎やアレルギー性疾患は「慢性疾患」の側面が強く、ねばり強く治療にとり組んだり、日常生活に対しても工夫が必要になってきます。治療に際しては治療薬を長期間連用する可能性が高くなり、それだけ薬による副作用や悪影響の問題にさらされることも多くなっています。

これらのことが災いして、「アトピー」や「アレルギー」への理解や、治療薬

に対する医療従事者と患者の評価の違いをめぐる問題などを複雑にわからなくしているともいえます。

アレルギーとアトピーの違いは？

「子どもの頃からアトピーでした」とか「うちの子はアトピーです」という「アトピー」はたいていの場合、アトピー性皮膚炎の意味で使われているようです。

そして、「ぜんそく」や「食物アレルギー」はアトピーとは別の重症の病気としてとらえられ、「とりあえず、うちの子はアトピー性皮膚炎じゃなくてよかった」という会話につながっています。

しかし、それは正しい定義ではありません。

10

アトピー性皮膚炎はアレルギー性疾患のひとつでもある

アレルギーとは身体の反応をあらわします。特定のものに対する特定の反応です。これは免疫のしくみによって起こりますが、免疫のしくみが働くこと自体は正常な反応ですから、アレルギー性疾患は免疫のしくみが「逸脱した反応」と理解するとよいでしょう。

アレルギーには4つの型がありますが、アトピーは「Ⅰ型（即時型）」のアレルギー反応によって起こる疾患」を主に指します。つまり、アトピー性皮膚炎だけでなく、食物アレルギーやぜんそく、アレルギー性鼻炎なども含めてアトピーと総称するのです。人それぞれが持つ免疫の働きの反応のしかたは遺伝的に受け継がれていることが多いため、「遺伝的な背景をもった」という意味が込められることもあります。

ところでアトピーという言葉の語源ですが、これはギリシャ語に由来した言葉で、「非定型の」とか「奇妙な」というような意味があります。

アレルギーのことがまだよく解明されていなかった時代には、アレルギーといえばアナフィラキシーショック（抗原抗体反応のうちでも命に関わるほどの激しい全身的な過敏症状）のことを指していました。

アトピー性皮膚炎やアレルギー性鼻炎、花粉症、ぜんそくなどは、抗原抗体反応らしいとわかっていても当時のアレルギーの概念では説明がつかず、「アトピー」と名づけられました。その後、これらもアレルギーの一種であるとされるようになったのです。

本書での表現

このように、アトピー性皮膚炎は、アレルギー性疾患のひとつなのですが、本書では、混乱を避けるために、アレルギー性鼻炎や食物アレルギー、ぜんそくなどは「アレルギー性疾患」、アトピー性皮膚炎は「アトピー性皮膚炎」と表現してあります。

意味が重複していると思われる箇所や、アレルギー性疾患の内容を限定して使いすぎると思われる箇所があるかもしれませんが、ご理解いただければと思います。

したがって、多くの内科医や小児科医もそのような前提で、アトピーという言葉を使っているようです。

Ⅰ型（即時型）アレルギー

4つの型がありますが、せまい意味で「アレルギー」という場合、多くはⅠ型のアレルギー反応をいいます。

IgE抗体が関与するアレルギー

身体に侵入した異物（抗原あるいはアレルゲンという）に対して、身体がそれに対抗する抗体（IgE抗体）を作り出して反応するという現象を抗原抗体反応と呼びます。

これは、抗原に対して適切な攻撃であれば、「生体防御」の優れた働きです。しかし、やたらに攻撃してしまい、生体防御の範囲を「逸脱」してしまったというのがⅠ型アレルギーの正体です。

Ⅰ型アレルギーは即時型で、抗原が作用してから15分～12時間くらいの短時間で反応が起こります。

アレルギーには、Ⅰ型からⅣ型まで起こる場所によって発症の形態は異な

IgE抗体は異物に対する見張番

IgE抗体は皮膚の下や腸の壁近く、気道などに多く待機しています。つまり生体にとっては異物となる食べ物や大気などの通る場所を見張っているのです。

そして、IgE抗体による抗原抗体反応が、鼻の粘膜で反応が起これば アレルギー性鼻炎、気管支で起これば ぜんそく、腸の壁で起これば 食物アレルギーというぐあいに、アレルギー反応の

アトピーはⅠ型のアレルギー疾患

アトピーとは、主にⅠ型のアレルギー反応によって起こる疾患を呼びます。

抗原による同様の刺激を受けても、アレルギーを起こす人とそうでない人がいるのは、体質の違いです。IgEを体内でどんどん作ってしまう体質の人とあまり作らない体質の人がいるのです。前者をアレルギー体質とかアトピー素因といい、これは遺伝的に受け継いだ体質です。

つまりアトピーを定義するなら、「遺伝的にアレルギー体質を受け継ぎ、即時型（Ⅰ型）の反応を起こす疾患」ということになります。

ります。でも、同じしくみで起こっていることに変わりはありません。

Ⅰ型アレルギーの反応のしかた（抗原抗体反応）

1 抗原（アレルゲン）が体内に入る

食物アレルゲンは消化器、ハウスダストなど環境アレルゲンは皮膚の毛穴や呼吸器から体内に入る。

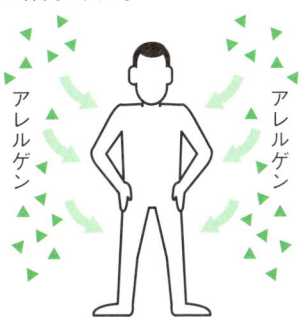

2 抗体が作られる

抗体の侵入を伝えられた細胞内のBリンパ球が抗体を作る。

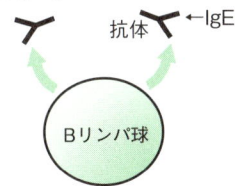

3 抗体がマスト細胞につく

抗体が化学伝達物質を含むマスト細胞にくっつく。

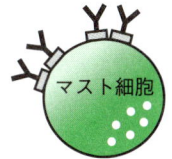

4 抗原が抗体にくっつき、抗原抗体反応が起きる

再び侵入したアレルゲンがマスト細胞にくっついた抗体と結合する。

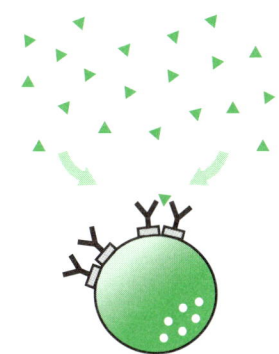

5 細胞崩壊、アレルギー反応

マスト細胞が壊れてその中のヒスタミン、ロイコトリエン、プロスタグランジンなどの化学伝達物質が放出される。これらが毛細血管を拡張させるなどしてアレルギー反応を起こす。

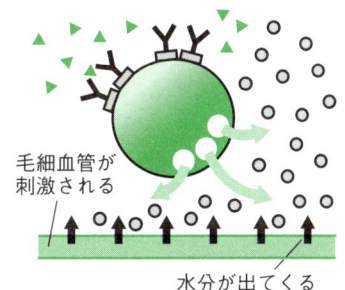

Ⅳ型（遅延型）アレルギー

Tリンパ球が関与するアレルギー

Ⅳ型アレルギーは細胞の中のTリンパ球が起こすアレルギーです。即時型のⅠ型アレルギーに対し、Ⅳ型アレルギーは遅延型で、抗原（アレルゲン）を体内にとり込んで半日から数日たって反応が起こります。

Ⅳ型アレルギーの代表的なものは、接触性皮膚炎です。俗に「化粧品かぶれ」「うるしかぶれ」などといわれているものです。最近では、金属、ラテックス（ゴム）、洗剤などに反応する人も非常に増えています。なかには治療薬に対してもかぶれを起こすため、なかなか治らないという例もあるようです。

Ⅳ型アレルギーの反応のしかた

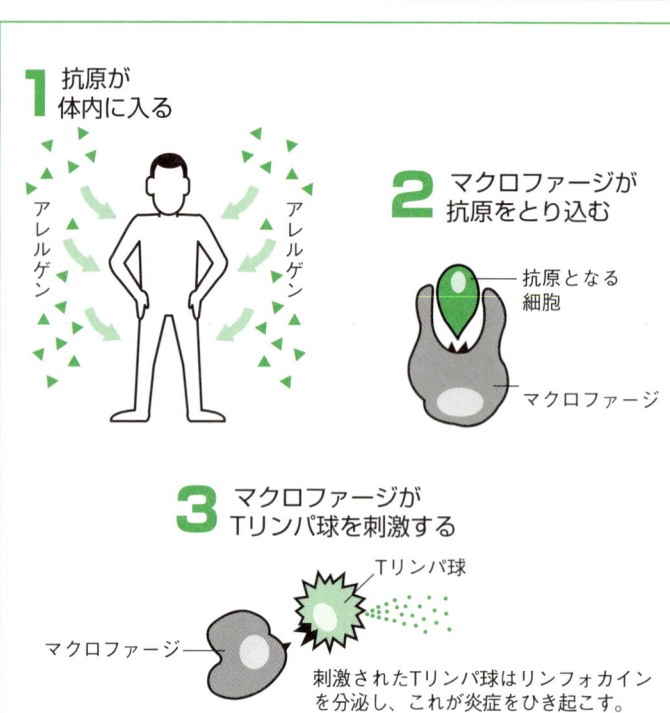

1. 抗原が体内に入る
アレルゲン

2. マクロファージが抗原をとり込む
抗原となる細胞
マクロファージ

3. マクロファージがTリンパ球を刺激する
Tリンパ球
マクロファージ
刺激されたTリンパ球はリンフォカインを分泌し、これが炎症をひき起こす。

知っておきたい専門用語

IgE
IgEは、免疫グロブリン（Ig）の一種です。免疫グロブリンは、脊椎動物の血清や体液などに存在するタンパク質で、抗原と闘う機能を持っています。アレルギー体質の人の場合、血清中のIgE数値が高くなります。

マスト細胞
マスト細胞は、別名「肥満細胞」とも呼ばれ、中に顆粒状の化学伝達物質を多量に含んだ細胞です。

IgE抗体がマスト細胞につき、抗原と反応すると、細胞内の顆粒を放出します。そして、顆粒中の化学伝達物質が次の反応を起こし、炎症を起こすことになります。

化学伝達物質
細胞と細胞の間でかわされる情報の伝達を担う物質の総称を化学伝達物質（ケミカルメディエーター）といいます。

気管支平滑筋収縮、血管拡張、血管透過性亢進、粘膜分泌亢進、むくみなど、アレルギー症状をひき起こす張本人が化学伝達物質です。

化学伝達物質にはいろいろな種類がありますが、例えば、ヒスタミン、セロトニン、ロイコトリエン、プロスタグランジンなどがそうです。

アラフィラキシーショック
抗原抗体反応のうちでも命に関わるほどの激しい全身的な過敏症状。いくつもの臓器がいっせいに反応してさまざまな症状がおこる。

マクロファージ
血管中をパトロールしている単球（白血球の一種）が、抗原の侵入をキャッチすると、マクロファージに変身します。

そして、その異物を食べてしまいます。そのため、マクロファージは貪食細胞ともいわれます。

リンフォカイン
リンパ球が放出する微量のタンパク質のこと。これが血管内の多核白血球やリンパ球などを呼び寄せ、炎症を起こします。

リンパ球
抗原を認識する特殊な細胞のことをリンパ球といいます。リンパ組織や血液中に存在します。

リンパ球にはBリンパ球（B細胞）とTリンパ球（T細胞）の２種類があり、I型アレルギーの反応に関与するのはBリンパ球の方です。

Bリンパ球は、骨髄で生産され、成熟すると各種の免疫グロブリンを分泌できるようになります。つまり、異物を攻撃する抗体を作り出す働きがあります。I型アレルギーの反応にはBリンパ球が重要な役割を果たします。

一方、Tリンパ球は、Ⅳ型アレルギーの反応に関わるもので、異物（抗原）をとり込んだマクロファージからの情報によって活性化され、リンフォカインと総称されるさまざまな物質を放出します。

アレルギーをひき起こすアレルゲンのいろいろ

アレルゲンとなるもの

吸入性アレルゲン	室内	ほこり、カビ、ダニ、畳、ソバガラ、ペットの毛、衣服、寝具（綿、絹、羊毛、羽毛）、建材に使用される化学物質（ホルムアルデヒド、VOCなど）
	花粉	ブタクサ、カナムグラ、スギ、アカマツ、ススキ、ヒメガマ
	カビ	アルテルナリア、ペニシリウム、カンジダ、クラドシポリウム、アスペルギルス
食物性アレルゲン		卵、乳、小麦、そば、落花生、えび、かに、大豆、いか、いくら、鮭、さば、牛肉、鶏肉、豚肉、くるみ、やまいも、オレンジ、キウイフルーツ、もも、りんご、バナナ、ゼラチン、あわび、まつたけ
薬物性アレルゲン		鎮痛剤、解熱剤、抗生物質、ホルモン剤、ペニシリン、サルファイト、タートラジン色素
接触性アレルゲン		化粧品、塗料、衣服、金属、うるし、ラテックス（ゴム）、寝具類、ヨード、洗剤

アレルゲンと消化能力は深い関わりがある

吸入性、食物性、接触性など、いくつかの経路によって抗原（アレルゲン）は体内にとり込まれます。

食物性の場合、抗原抗体反応を起こす対象は、主に比較的大きい分子を持つタンパク質になります。

通常、このタンパク質はアミノ酸に分解吸収されてしまうので、異物（抗原）としてセンサー（IgE抗体）が働くことはなく、何事も起こりません。

ところが、消化吸収力が未熟だったり、かぜなどをひいて消化能力が衰えたり

すると、タンパク質は大きい分子のままで腸管にたどりつき、そこで抗原抗体反応を起こすことになってしまうのです。

乳幼児に食物アレルギーが多いのはこのためで、アレルゲン食物によっては、年齢とともに消化能力が高まれば、症状が落ち着いてしまうこともあります。

ただ、いったんアレルギーを起こすと、身体はそれを記憶しますので、「大きくなったから治った」というわけではないことに注意してください。大きい病気や出産などをきっかけにアレルギー症状が再発したり、青年期になり、親元を離れて食生活が変わったり、ストレスが増えたりすることで再発する人もいます。

誰もが持っているアレルギーコップ

アレルギー性疾患やアトピー性皮膚炎は、体質を受け継いだら必ず発症するというものではありません。人は誰でも左の図のような「アレルギーコップ」を持っていると考えてください。アレルギー体質を持つ人とそうでない人の違いは、コップの底に少しだけアレルギー体質という中身が入っている可能性があります。

このコップの中にはさらに、皮膚の状態(乾燥している、汗をかいた)や体調(寝不足、過労、病気による体力消耗)なども加わります。

人それぞれ自分のコップの大きさは異なりますが、どんな人でもコップの中身が積み重なっていけば、いつかコップはあふれてアレルギーを発症する可能性があります。

アレルギーコップ

コップの中に水をそそげば、いつかは水があふれる。同様に、どんな人でもアレルゲンという水が自分のコップの中にたくさん入ってくれば、いつか水はあふれる(発症する)。アトピー体質の人は最初からコップの底に水が入っていて許容量が少ないため、水があふれやすい。

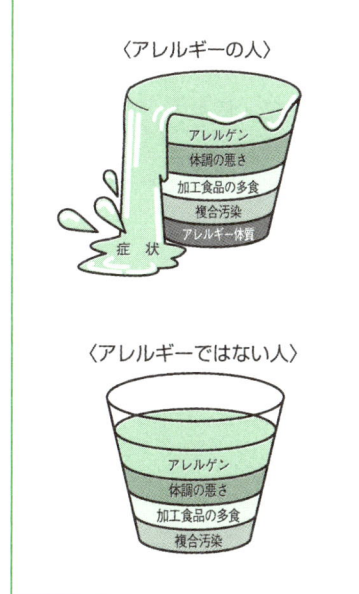

〈アレルギーの人〉
アレルゲン / 体調の悪さ / 加工食品の多食 / 複合汚染 / アレルギー体質 / 症状

〈アレルギーではない人〉
アレルゲン / 体調の悪さ / 加工食品の多食 / 複合汚染

検査にはどんなものがあるか？
結果をどう考えるか？

原因を探して治療方法を選択する

検査方法は何種類もありますが（次ページの表参照）、低年齢期や症状が重い場合、微量なアレルゲンを皮下注射したり、経口投与するなどの検査は、アナフィラキシーショック（P23参照）を想定して万全の体勢を整えた上で行なわないといけない場合もあり、いつでも、行なえる検査ではありません。

また、2日ほどアレルゲンのついたばんそうこうのようなものを背中に貼るパッチテストは、夏場や乳幼児には実施しづらいこともあり、実施のタイミングをはかるのが大変なこともあります。

検査には、それぞれ目的があり、長所、短所を持っています。

体調を記録する

検査はあくまでも治療の目安に利用されるものなので、「検査で何も出なかったから大丈夫」というのは、危険な発想です。

実際に症状があり、明らかに何かに反応しているけれど、検査では何も反応しなかったという場合は、生活記録や食事記録とともに体調を記録することがとても重要な役割を果たします。最低でも2週間、場合によっては数ヵ月記録をとり、専門医やかかりつけ医と話し合いながら身体の傾向を発見するのに役立てます。検査でとにかくなんでも反応があるという場合も、このような方法は有効です。

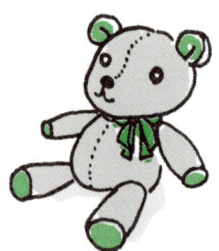

アレルギー検査のいろいろ

種類	特徴	検査方法	検査のしかた
血液検査	主に血液中のIgE抗体の量をみるのに使われる。Ⅰ型のアレルギーであるアレルギー性鼻炎、じんましん、ぜんそくなどの特定には十分だが、接触性皮膚炎といったⅣ型の判断には十分といえない。	リスト法 (IgE-RIST)	体内のIgEの抗体の量（総IgE）をみるもので、アレルギー体質かどうかがわかる。
		ラスト法 (IgE-RAST)	ダニ、スギ花粉、卵、牛乳などそれぞれのアレルゲンに対する特異的IgE抗体の量を調べるもので、150種以上のアレルゲンからどのアレルゲンが症状に関与しているかを調べることができる。
		好酸球数	白血球の一種でアレルギー性疾患の際に増加する好酸球の量を調べるもの。
		ヒスタミン遊離試験（HRT）	血液と種々のアレルゲンを試験管に入れ放出されるヒスタミン量を調べるもの。「食べられるか食べられないか」の予測に使われる。
皮膚テスト	Ⅰ型のアレルギーをみるのが主たる目的だが、あとの反応からⅣ型のアレルギーがわかることもある。	スクラッチテスト プリックテスト	アレルゲンのエキスを前腕にたらして針で表皮を引っかいて傷を作り、反応をみる検査。皮内テストよりも感度は落ちるが、副作用は少ない。
		皮内テスト	アレルゲンのエキスを皮内に注射してその反応をみるテスト。
		パッチテスト	テスト用のばんそうこうにアレルゲンのエキスをたらして皮膚に貼り付け、かぶれが出ないかをみるもので、接触性皮膚炎の検査に有効。
誘発テスト	血液検査や皮膚テストでは判断できない型のアレルギーのアレルゲンを検索するのに有効。	経口負荷試験	一定期間除去した後に実際にアレルゲンと仮定される物質を食べさせて反応をみるもの。
		吸入誘発テスト	カビやダニ、ホコリなどの吸入性のアレルゲンを吸わせて反応をみるもの。

食物アレルギーの症状と治療のポイント

アレルギーによって引き起こされる代表的な症状

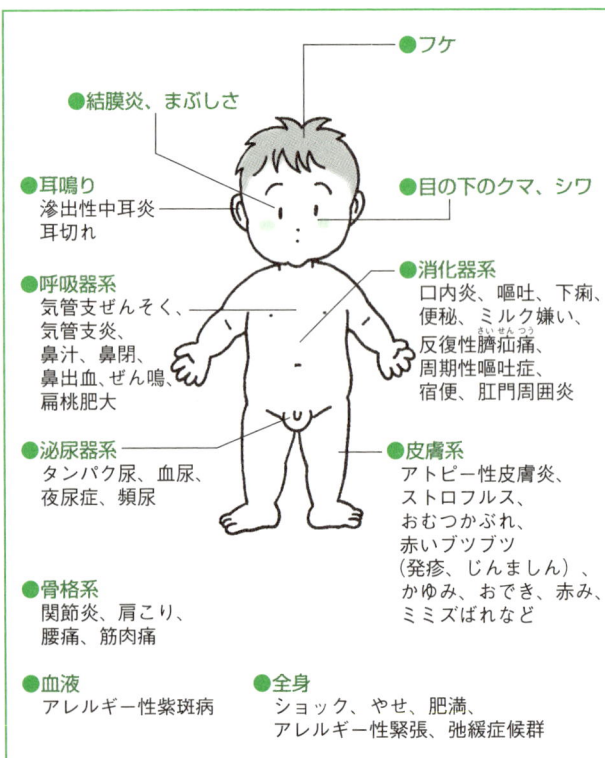

- ●フケ
- ●結膜炎、まぶしさ
- ●目の下のクマ、シワ
- ●耳鳴り
  滲出性中耳炎
  耳切れ
- ●呼吸器系
  気管支ぜんそく、気管支炎、鼻汁、鼻閉、鼻出血、ぜん鳴、扁桃肥大
- ●消化器系
  口内炎、嘔吐、下痢、便秘、ミルク嫌い、反復性臍疝痛、周期性嘔吐症、宿便、肛門周囲炎
- ●泌尿器系
  タンパク尿、血尿、夜尿症、頻尿
- ●皮膚系
  アトピー性皮膚炎、ストロフルス、おむつかぶれ、赤いブツブツ（発疹、じんましん）、かゆみ、おでき、赤み、ミミズばれなど
- ●骨格系
  関節炎、肩こり、腰痛、筋肉痛
- ●血液
  アレルギー性紫斑病
- ●全身
  ショック、やせ、肥満、アレルギー性緊張、弛緩症候群

年齢とともに発症の傾向は変わる

上の図はアルバト・ロウという学者が示したI型アレルギーのメカニズムによる症状です。食物アレルギー、アレルギー性鼻炎、花粉症、アトピー性皮膚炎などの症状のほかにも、さまざまな症状が示されています。

なお、アレルゲンのところでも紹介したように、年齢が低いほど、食物抗原に反応し、年齢が上がるにつれ、吸入抗原に反応するという傾向がみられます。

そのため、成長とともにアレルギー

年齢ごとのアレルゲン食物の傾向

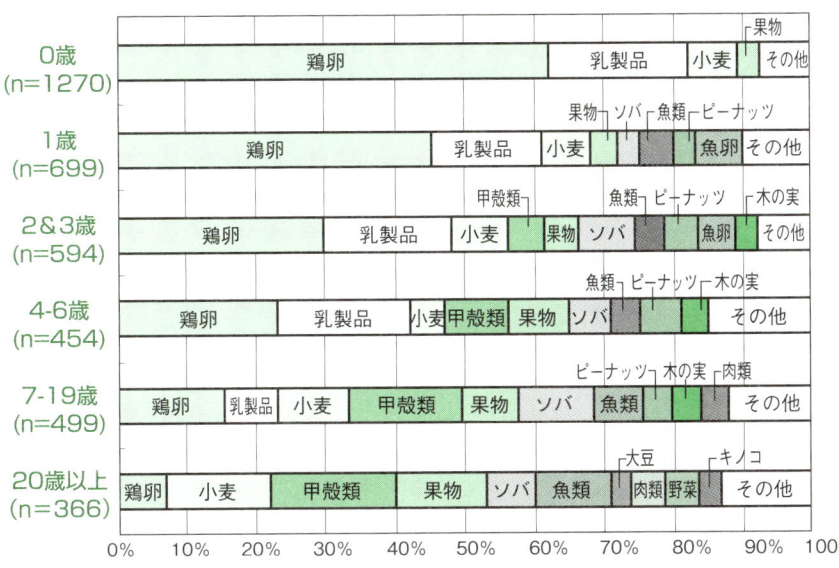

出典：
食物アレルギーモニタリング調査
（2001年1月1日〜2002年12月31日に実施）
厚生労働省・農林水産省（共同会議資料）より作表

食物アレルギーの診断

食物アレルギーは、血液検査によって総IgEの値やIgEラスト、好酸球の値などから総合的に判断して、食物アレルギーの可能性を探ります。さらに、検査数値の高かった食物を一定期間除

去し、弛緩症候群など、症状のバラエティも増え、いくつもの症状をあわせ持つ人もいます。

また、アレルギー性の結膜炎、緊張・弛緩症候群など、症状のバラエティも増え、いくつもの症状をあわせ持つ人もいます。

症状としては、うで、ひざ、ひじの裏のくびれた部分の湿疹、ほおや目のまわりの湿疹、頭皮の脂漏性湿疹が落ち着きぜんそくやアレルギー性鼻炎に変化する場合が多くみられます。このような変化をアレルギーマーチといいます。

反応が起こる場所も、腸管から呼吸器系に移動します。

食物アレルギーの症状傾向

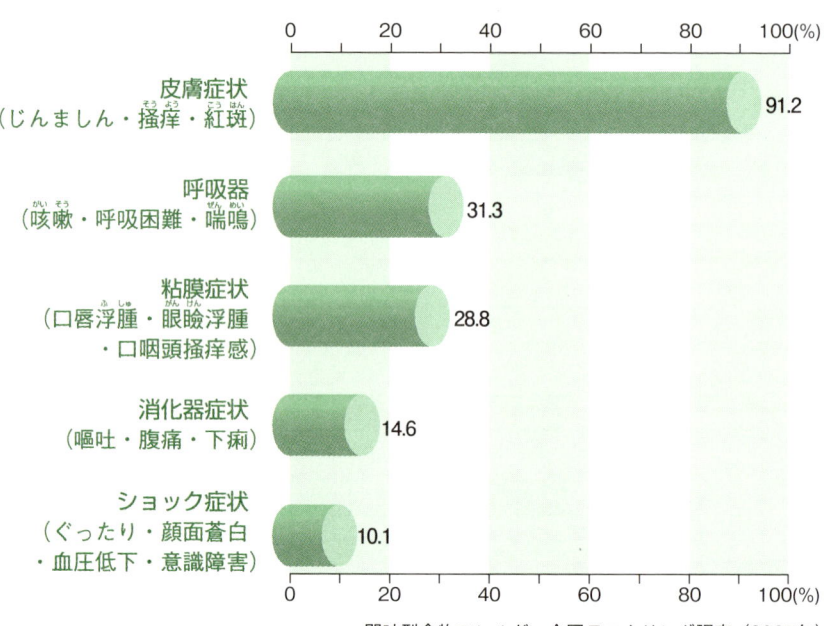

即時型食物アレルギー全国モニタリング調査（2005年）
厚生労働省・農林水産省（共同会議資料）より転載

去したあと、再度食べて症状が起きるかどうか、慎重に確かめながら実際のアレルゲン食物を確定し（除去負荷テスト）、食物アレルギーと診断します。

アレルゲン食物が確定すると、「アレルゲン食物の除去」を指示されますが、環境が整った医療機関では同時に栄養指導も受けることができます。アレルゲン食物を除去するということは、代わりのタンパク質を補うという意識を持って食生活を組み立てる必要があるので、可能な限り栄養指導を受けることをおすすめします。

経口負荷テスト

一定期間アレルゲン食物を除去すると、症状は消失したり、困難な状況が落ち着いてきます。離乳の完了時や入学などを目標に食事制限の解除に進む例が多いのですが、実際は患者一人ひ

食物アレルギーの病型分類

臨床型		発症年	頻度の高い食品
新生児消化器症状		新生児期	牛乳（育児用粉乳）
食物アレルギーの関与する乳児アトピー性皮膚炎		乳児期	鶏卵、牛乳、小麦、大豆など
即時型症状 （じんましん、アナフィラキシーなど）		乳児期～成人期	乳児～幼児：鶏卵、牛乳、小麦、そば、魚類など 学童～成人：甲殻類、魚類、小麦、果物類、そば、ピーナッツなど
特殊型	食物依存性運動誘発アナフィラキシー（FEIAn/FDEIA）	学童期～成人期	小麦、エビ、イカなど
	口腔アレルギー症候群（OAS）	幼児期～成人期	果物・野菜など

厚生労働科学研究班「食物アレルギーの診療の手引き2005」より作成

とりの状況によって異なります。解除に進む方法は、以前は医師によって指導がまちまちでしたが、厚生労働科学研究班によって、『食物アレルギー診療の手引き2008』や『食物アレルギー栄養指導の手引き2008』が作成されたことによって、解除のための経口負荷テストは以前よりも普及してきていると感じます。

しかし、それにともなってアトピッ子地球の子ネットワークに寄せられる電話相談も増えています。

経口負荷テストを受ける時期や進め方については、事前に医師によく説明を聞き、納得した上で実施されることをおすすめします。

仮性アレルゲンとなる食物

ヒスタミンを含む食べ物	鶏肉、牛肉、えのきだけ、なす、トマト、ほうれん草など
セロトニンを含む食べ物	トマト、キウイ、バナナ、パイナップルなど
アセチルコリンを含む食べ物	くわい、なす、たけのこ、里いも、山いも、トマト、そば、まつたけ、落花生（ピーナッツ）など
トリメチルアミンオキサイドを含む食べ物	かれい、たら、すずき、たこ、いか、えび、かに、はまぐりなど
ノイリンを含む食べ物	冷蔵のたら、さんま、塩漬けのさけ

　その食物自体はアレルゲン食物ではないため、アレルギー反応に関与しないのに、食べるとあたかもアレルギー反応を起こしたような症状が出る食べ物があります。これを仮性アレルゲンと呼んでいます。

　湿疹やぜんそく、花粉症などの症状があり、抗ヒスタミン剤を処方されていて、実際にこれらの食物を食べるとのどが痒くなったり、口のまわりが赤くなったり、痒くなったりする場合は、元々のアレルギー症状が落ち着くまで、これらの食物をさけた方がいい場合があります。

アトピー性皮膚炎の治療のポイント

魔法のような絶対的な治療法はない

アトピー性皮膚炎をめぐる治療法として、評価が確定していないものや新しい治療方法も含めて整理すると、次ページの表のようになります。

このうちどれがいいのか、気になるところですが、残念ながら、誰にでもすばらしい効果をもたらし「これが絶対よい」と言える治療法はありません。特に秀でた治療法がないということは悲観的になってしまう人もいるかもしれませんが、アトピー性皮膚炎は人によって原因が異なり、過去の治療経過に

よっても症状は変化します。ですから、万人に効く治療法がひとつだけあるのではなく、治療薬の選択についても、考え方はわかれています。日本皮膚科学会による「アトピー性皮膚炎診療ガイドライン」ができても、実際の治療には幅があるのが現状です。

どの方法が一番よいという絶対的な治療法を第三者から知るのではなく、自分自身の身体の状態をまずよく知り（患者が子どもの場合は親が身体の状態をよく観察し）、治療にたずさわる医師ときちんと話し合いながら、治療の展望を持つようにすることで、最善の治療方法に近づいていきます。

そのためには、試行錯誤があったり、迷いがあったりするかもしれませんが、それも自分に合った最善の方法を見つけるための経過のひとつとして冷静にとらえ、決して悲観的な気持ちにならないことが大事です。

子どもは大人と比べると自然治癒する率が高い

アトピー性皮膚炎の患者で、アレルゲンとなるものを生活の中から排除するように環境整備を行なったり、食事のとり方を変えたりすると、症状が改善されていくケースがあります。大人よりも子どもの方が短期間に変化が現

アトピー性皮膚炎の治療方法

治療・指導		従来の治療	その他の治療
環境整備の指導		ダニ、ハウスダスト、花粉対策など	マイトフリールームなど
食事療法		除去食、回転食、食養など	カンジダ食療法（抗真菌療法）
薬物療法	外用剤	ステロイド外用薬など 抗アレルギー剤	タクロリムス（免疫抑制剤）
	内服薬	抗ヒスタミン剤など	シクロスポリン（免疫抑制剤） ナイスタチン（抗真菌剤）
注射		減感作療法 ワクチン療法	中和法、自己血筋注療法、矢追インパクト療法
東洋医学系		漢方、鍼灸など	
心理療法		自立訓練法、森田療法など	行動療法、動作法、短期療法
その他の療法		液体窒素療法、レーザーなど	PUVA療法 インターフェロンγ、αなど
病巣感染処理		抗生物質、扁桃摘出術	イソジン消毒、超酸性水

『アレルギーの基本的な考え方 I. 私たちの身体に何がおこっているのか』に加筆

思春期以降のアトピー性皮膚炎

　思春期以降に突然発症するアトピー性皮膚炎が話題になったことがあります。しかし、患者さんの過去の状況をずっと聞いてみると、突然発症する人はごくまれで、乳児期、低年齢期になんらかのアトピー症状を持っていて、さほどひどくなく自然に治ってしまったという人の方が、むしろ圧倒的に多いようです。
　「突然発症」が話題になった背景には、皮膚で何かトラブルがあったときは、小児は小児科へ、大人は皮膚科へという傾向があって、過去の経過を聞きもらしているということもあるのではないでしょうか。
　また、小さい頃にアトピー性皮膚炎があり、病院を転々としながら治療を続けていて気がついたら重症化してしまったというケースも多くみられます。

れると指摘する医師もいます。

毎日の生活を振り返りながら、何を食べたら症状が悪化した、部屋の中をこう変えたら調子がいいなど、対応と結果を分析していくことが役立ちます。

大人の場合は心理療法が有効なことも

アトピー性皮膚炎の治療法の中に心理療法があることを、意外に思う人もいるかもしれません。

心理療法とは、精神科医や心理療法士が行なう治療で、自律訓練法や森田療法などの自己鍛練的手法を用いたり、カウンセリングなどを行ないます。

主に成人に対して行なわれる治療法ですが、これは、アレルギー反応の発症にストレスが大きく関与しているケースが多いからです。心理的なストレスを解決していくことが治療となり得るのです。

気になる最近の傾向

医学的な検証はできていないのですが、患者さんからの相談や問い合わせ、お便りなどから、多くみられる気になる症状を下の絵にしてみました。

これらは明らかに、Ⅰ型のメカニズムによる症状とは違っています。合成洗剤を使っているとか、シャンプーを変えたのがきっかけだったというような、接触した化学物質の影響を受けていると思われる例も数多くありました。

また、原因と思われる物質を遠ざけても改善がみられず、食品添加物や動物性タンパク質を控えるなどの工夫を同時に行なって解決したものもありました。

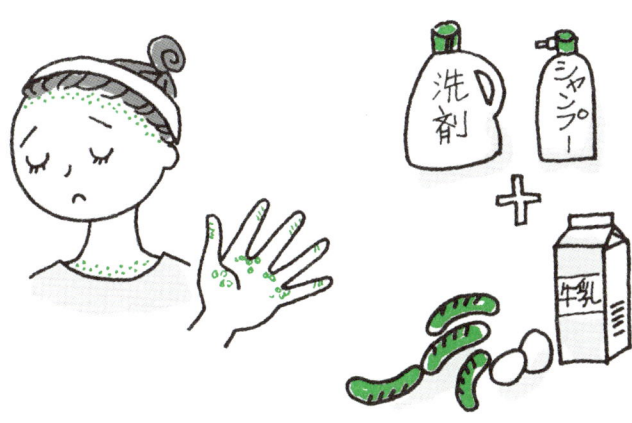

ぜんそくの対策と治療のポイント

ぜんそくの治療背景
——環境整備、薬物療法、運動療法

ぜんそく発作を引き起こす原因や誘因となるものを次ページの表にまとめました。

ぜんそく発作の対策は、原因となるものをただ遠ざけるだけでなく、①発作を起こさないようにする②発作の原因となる気道炎症の治療③日常生活の健康的な管理（発作を起こさない身体づくり）など、治療目的に沿った生活上の工夫や管理が必要であるといわれています。

❶ **発作を起こさないようにする**

原因や誘因となるものに対する対策として生活環境の整備をします。ホコリがたまりやすいぬいぐるみ、カーテン、厚手のじゅうたんなどは、室内に置かないようにするか、頻繁に洗えるようなものに代えます。室内でペットを飼っている場合は屋外で買うようにしたり、親戚や知人に飼育を託すなど、思い切った対策が必要となる場合もあります。環境整備の方法は、4章のそうじ、布団の手入れなどを参考にしてください。

❷ **発作の原因となる気道炎症の治療**

ぜんそくは、何らかの原因で気道に炎症が起こり、炎症が原因となって気道が過敏な状態となり、さまざまな刺激を受けることで炎症を起こすという悪循環によって症状が長期化、慢性化していく疾患です。さらに重要な点は、傷ついた気道の組織が回復する時はある程度の炎症や傷を残しながら回復するため、気道の上皮には一部硬くなったり分厚くなったりする箇所が残ります。ぜんそくの発作を不用意に繰り返してしまうと、回復途中の場所は硬いままになってしまうため、肺の機能も低下してしまいます。このような状態をリモデリングと呼びます。

リモデリングを起こさないようにす

ぜんそく発症の原因や誘因となるもの

アレルゲンとなるもの	動物	毛・フン・唾液など
	ダニ	フン、死骸などが粉上になり吸引される
	カビ	壁紙の裏、空調機内など目に見えない場所にもある
	花粉	網戸に付着したもの、カーテンやサッシの桟に滞留しているものなど
	ハウスダスト	食べカス、綿ボコリ、ダニ、カビ、花粉など、室内に滞留しているタンパク質のクズを総称して説明されることもある
	アレルゲン物質	直接食べたり、接触するだけでなく、調理している湯気や煙なども原因となる場合がある。アレルゲン食物の摂取
	薬	アスピリン、鎮咳薬などその人にとってアレルゲンや刺激物として作用してしまうもの
発症誘因となるもの	温度差	冷房の効いた電車から真夏の車外へ出る、真冬の戸外から暖房の入った部屋に入る、暖かい部屋から戸外に出るなど
	ウィルス・細菌	風邪をひく、季節性インフルエンザに罹患するなど
	ストレス	過労、睡眠不足、精神的ストレス、暴飲暴食
	気圧	天候の変化、季節の変化
咽頭や気道・身体への刺激となるもの	煙	花火、焚火の煙
	煙草	喫煙、副流煙
	大気汚染	ディーゼル排気微粒子、浮遊粒子状物質
	建材に含まれる化学物質	ホルムアルデヒド、VOC、防腐剤、可塑
	食品に含まれる化学物質	タートラジン色素、漂白剤、防腐剤、亜硫酸塩、残留農薬

ぜんそく　治療前の臨床症状に基づく重症度分類

発作型	症状の程度ならびに頻度
間欠型	・年に数回、季節性に咳、軽度の喘鳴（ぜんめい）が出現する。 ・ときに呼吸困難を伴うこともあるが、β₂刺激薬の使用で短期間に症状が改善し、持続しない。
軽症持続型	・咳、軽度の喘鳴が月に1回以上、週1回未満起こる。 ・ときに呼吸困難を伴うが、持続は短く、日常生活が障害されることは少ない。
中等症持続型	・咳、軽度の喘鳴が週1回以上あるが、毎日は継続しない。 ・ときに中・大発作となり日常生活や睡眠が障害されることがある。
重症持続型	・咳、軽度の発作が毎日持続する。 ・週に1〜2回、中・大発作となり、日常生活や睡眠が障害される。 ・重症持続型に相当する治療を行なっていても、症状が持続する。 ・しばしば夜間の中・大発作で時間外受診し、入退院を繰り返し、日常生活が制限される。

出典：『小児気管支喘息治療・管理ガイドライン2008』

るためには、発作を起こさないようにすることと、起こった炎症をていねいに治療すること、過敏な時期は発作がなくても炎症を抑える治療を行なうことが大切です。薬物治療には、起こった発作を抑える治療と、引き続き起こっている炎症を抑え、気道の状態をコントロールする治療の2つがあり、慢性的に起こるぜんそく治療には、その両方の治療がかかせません。

❸ 日常生活の健康的な管理（発作を起こさない身体づくり）

鼻から息を吸い込んだり、汗をかいたり、深呼吸をするなど、日常の軽い運動をすることで呼吸は刺激を受け、心肺機能も高まります。ぜんそくは自律神経の働きや心肺機能と深く関わっているため、これらの働きを促す運動は治療を効果的に行なう上でもとても役立ちます。発作が頻繁に起こってい

るときは運動によって発作が誘発されてしまうこともありますから、発作が起きていないときに、早起きして歩いたり、深呼吸の体操をするなど、体調にあった運動を選びます。身体が慣れてきたら、成長期に必要な運動量に徐々に近づけていきます。学校を休まずに通えたり、夜間の発作が起こらなくなったり、ちょっとした刺激でも発作が起こらなくなるなど、日常生活が支障なく過ごせて、保育園や学校での生活が豊かに過ごせるようになることがひとつの目標です。

適切な治療を受けるために

ぜんそくに罹患（りかん）し、数年間継続して医師の治療を受けている人30人を対象に、2009年5月、電話による聞き取り調査を実施しました。対象者の最低年齢は4歳半、最高年齢は13歳、年齢の平均は8・97歳、初めてぜんそくを発症した年齢の平均は2・9歳、治療継続年数は5・87年でした。平日抗アレルギー剤と発作止めの薬を内服し、ステロイドの吸入を欠かさず行っている人もいました。治療ステップや重症度分類などの考え方を参考にご紹介します。

『小児気管支喘息治療・管理ガイドライン2008』（日本小児アレルギー学会）では、ぜんそくの重症度を四つに分類しています（右の表参照）。

聞き取りに答えてくださった方の大半は、該当する重症度について医師から説明を受けていましたが、中には分類型の詳細を見て「たぶん○○型だと思う」と回答した人もいました。

回答者の多くは発作の回数や症状の状況から、間欠型だと診断されていましたが（30人中23人）、処方されている薬の内容が中等症に該当する人が半数近くいました（23人中10人）。

また、中等症持続型と診断されている人の中には、年に一度程度しか発作を起こさないのに、数年間継続して毎日抗アレルギー剤と発作止めの薬を内服し、ステロイドの吸入を欠かさず行っている人もいました。治療ステップや重症度分類などの考え方を参考にみてみると、必ずしも現状に見合った治療を受けていない例もあることがわかりました。適切な診断とそれに見合った治療を受けるためには、薬をもらうことのみを目的としない定期的な受診と、かかりつけの医師とのていねいな対話が必要であると感じました。

また、この聞き取りでは半数の15人が食物アレルギーで、複数のアレルゲン食物のある方々でした。

調査は、電話相談をくださった一般の方々や会員の方々にランダムに声をかけて不定期に実施しています。

全体のバランスの中でアレルギーをとらえる

身体の中からとらえる3つの要素

アレルゲンを「原因」、環境因子を「誘因」、アレルギー体質を「素因」ととらえる考え方があります。次ページの図のように、3つの要素が重なり合って初めて発症するという考え方です。

これは、人の身体を個体としてとらえたとき、外の世界とどのように関わっているのかを考える材料となります。

バランスを崩した身体とアレルギー

身体の中に目を移すと、そこは精密な機械じかけのように、役割を分担し、相互に関係し合った循環のバランスがあります。

アレルギー性疾患は、主に胃や腸などの消化器、鼻やのど、肺などの呼吸器と深い関わりがありますが、心臓などの循環器の働き、腎臓や肝臓などの働き、副腎皮質ホルモンやリンパ腺などの内分泌系の働き、自律神経系の働きなどにも大きく影響されています。

この循環のバランスが崩れると、アトピーだけでなく、さまざまな不協和音が体内から聞こえてくるようになるのです。

医師にも身体全体を診てほしい

「アトピー性皮膚炎がありますが、何科を受診したらよいでしょうか？」という質問をよく受けます。

例えば、目の病気があれば眼科、鼻の病気なら耳鼻科へ行きますが、ではアレルギー体質を持っていて、アレルギー性の結膜炎とアレルギー性鼻炎を併発しているときはどうしたらよいでしょうか？

ていますが、これが力を発揮するためには、身体の中の循環のバランスがよい状態でなくてはなりません。

人間には、自然治癒する力が備わっ

アレルギー発症の3つの要素

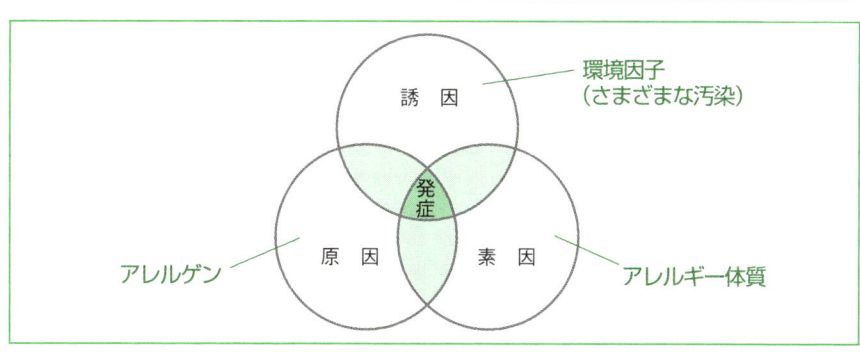

あるいは、特定の食べ物を食べるとひじの裏やひざの裏に湿疹が出て、ときには体液がにじんでくるような場合、内科に行くべきでしょうか、皮膚科に行くべきでしょうか？

アレルギー外来を設けている病院もありますが、そういうところを受診すべきなのでしょうか？

まるでクイズのようです。でも、なんだか変だと感じませんか？ 病名別、発生部位別に病院を選んでいると、人の身体はまるでパーツで組み合わせたロボットのようです。もちろん専門医の専門性を否定するつもりはないのですが、医師はなぜ身体全体を見渡してくれないのだろうと歯がゆくなることもあります。

対話できる医師を探す

アトピー性皮膚炎や食物アレルギー、ぜんそくなどは、症状によって食事記録や発作の記録、治療日誌が診療の重要な位置を占めることがあります。

心理カウンセリングや行動療法、家族療法が加わることもあります。生活指導や食事指導はいうに及ばずです。

発症部位は皮膚だけれど、皮膚がとりあえずきれいになっても根本原因が見えないと再発することもあります。呼吸器が不調でも、原因は腸壁内にあることもありえます。

場合によっては、治療薬そのものが悪循環の原因になっていることもあります。

このようなアレルギー性疾患の特徴を考えると、身体全体や治療経過をトータルに診てくれる医師が見つけられればベストです。

その医師が内科や小児科医なら、皮膚の症状が出ているときは皮膚科に行くように指示したり、また経過をこち

恒常性・健康のイメージ

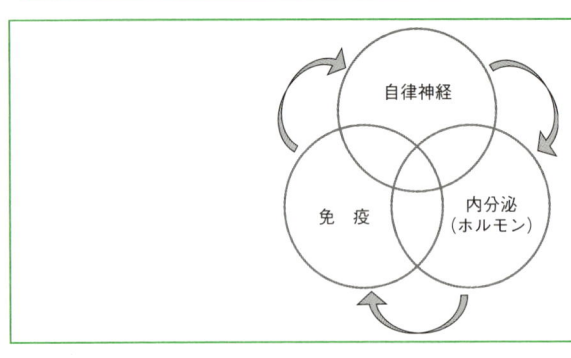

●自律神経のバランスが崩れると、内分泌にも影響が出て、体調を崩しやすくなる。

らにも診せてほしいと言ってくれるような医師、つまり全体を診ていて必要なときに指示してくれる医師が理想です。

そのような医師に出会うために、もっと医師と患者の対話が必要なのです。医師には患者の訴えに耳を傾けてほしいですし、患者も医師に頼りきらず、自分で考えたり、学習して、医師に適切な質問ができるようになってほしいと思います（P185参照）。

生活リズムの乱れと自律神経のバランス

アトピーの人の様子を見ていると、とても暑がりだったり、寒がりだったり、また寒いのに顔だけ汗をかいていたりと、体温調節があまりうまくいっていないのに気づくことがあります。また、いつの頃からか、自分でもわからないけれど、昼と夜が逆転してしまい、昼間はなんとなくだるかったり、いつも眠かったり、夜になると活発になり、ひどいときはまったく眠れなくなってしまうということを耳にします。

これらは、自律神経の乱れによって生じます。特に、睡眠障害は、眠りを主に司る交感神経と副交感神経のスイッチがうまくいかなくなる状態です。

そのため、医師に自律神経の失調と診断され、安定剤を処方される人もいます。また、睡眠が浅かったり、夜眠れないと、特に夜の深い睡眠時に分泌される副腎皮質ホルモンは、いわば身体の元気の素です。健康に過ごすために、安定した睡眠はなくてはならないものなのです。体内から分泌される副腎皮質ホルモンが分泌されにくくなります。

このように自律神経のバランスが崩れると、体調が悪くなり、生活リズムも乱れがちになります。そして自律神

経のバランスの崩れと生活リズムの乱れが相互に補完し合い、ますます体調がすぐれないという悪循環を招くことになってしまいます（右の図参照）。

生活リズムを立て直すには家族の協力が必要

朝一定の時間に起きて一定の時刻に就寝する、三度の食事をきちんと食べる、排泄がいつもスムーズ、適度な運動をする、周囲の人とうまくコミュニケーションをとる。

これらは生活リズムを確立するためになくてはならないものですが、いったん崩れてしまうと、これを立て直すのはなかなか難しいものです。

家族がいれば、それぞれが学校や会社、地域社会とつながりがあり、それぞれの事情があります。

帰宅や食事の時間もまちまちで、それぞれが互いの生活リズムを壊すような生活をしてしまうこともあります。

互いの事情を理解して、譲り合った工夫し合うなど、家族の協力が生活リズムの立て直しには欠かせません。

もちろん、これだけで治るということではなく、基本的な治療を行わないからという前提の上でのことです。

自律神経を刺激してバランスを回復

身体と心は相互に作用しているものです。自律神経は心の領域ととらえられ、心機一転気持ちを引き締めればなんとかなると思われがちですが、精神論でなんとかなるものではありません。

むしろ、身体への物理的な刺激（温水と冷水を交互に身体の末端から中心にかけていく水治療）や全身のリラクゼーション（気功やヨガ、呼吸法など）、緊張と弛緩の訓練（自律訓練法・P167参照）などで安定をとりもどすことができることもあります。

特に、成人の場合、ストレスがアレルギー発症に影響を与えていることが多いので、これらの方法が体調回復に役立ちます。

私たちをとりまく環境も視野に入れて

環境というと、地球環境や自然環境というイメージがありますが、ほかに子どもの育つ生活環境、医師と患者がコミュニケーションするというような治療環境など、私たちはさまざまな環境の中に生きています。

アレルギー反応は身体の中のシステムによるものですが、人そのものは社会のさまざまなシステムの中におかれているのです。

人の身体はこのシステムの中でアレルギー反応という悲鳴をあげているのかもしれません。

私たちをとりまく環境の問題

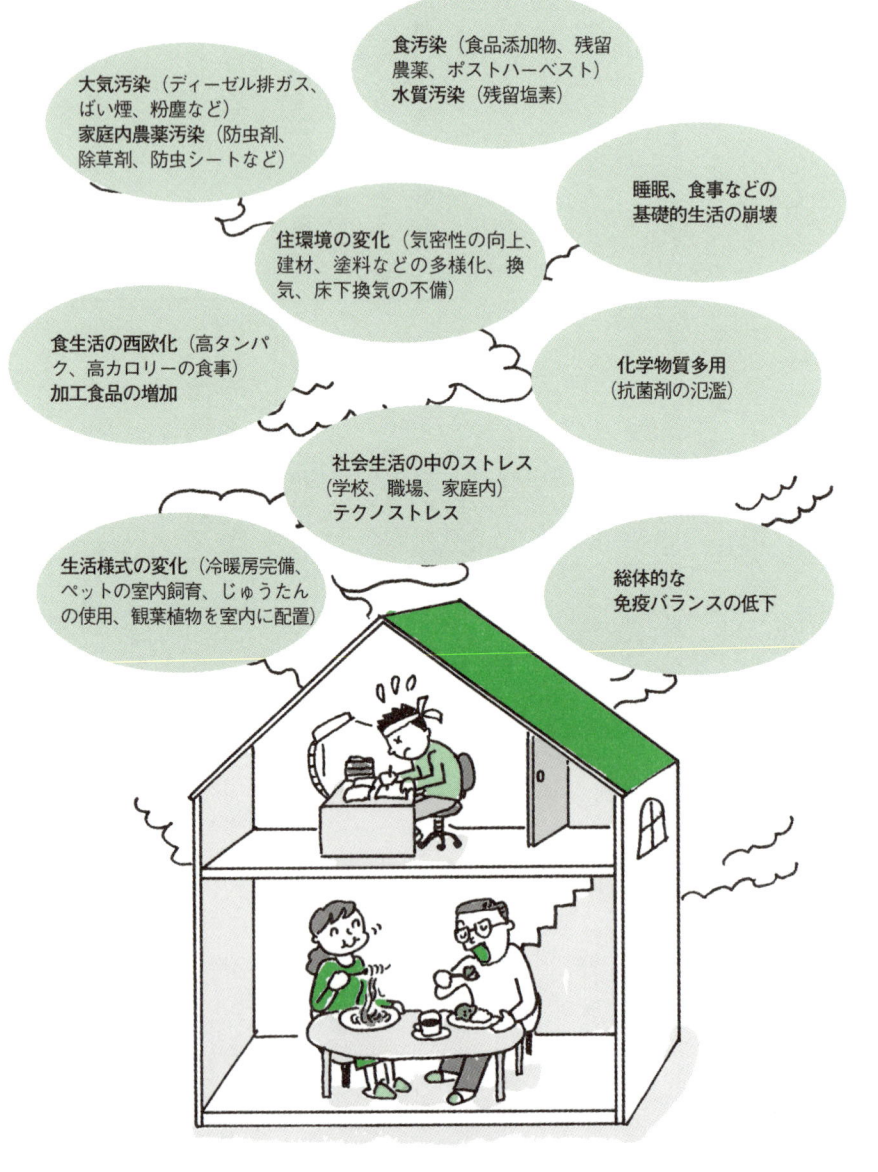

- 大気汚染（ディーゼル排ガス、ばい煙、粉塵など）
- 家庭内農薬汚染（防虫剤、除草剤、防虫シートなど）

- 食汚染（食品添加物、残留農薬、ポストハーベスト）
- 水質汚染（残留塩素）

- 睡眠、食事などの基礎的生活の崩壊

- 住環境の変化（気密性の向上、建材、塗料などの多様化、換気、床下換気の不備）

- 食生活の西欧化（高タンパク、高カロリーの食事）加工食品の増加

- 化学物質多用（抗菌剤の氾濫）

- 社会生活の中のストレス（学校、職場、家庭内）テクノストレス

- 生活様式の変化（冷暖房完備、ペットの室内飼育、じゅうたんの使用、観葉植物を室内に配置）

- 総体的な免疫バランスの低下

ストレスとアレルギーの関係を知っておきたい

現代社会はストレスがいっぱい

戦後60年以上が過ぎ、日本の社会はめまぐるしく変化しました。高度経済成長の波に乗って、産業構造や流通機構は肥大化し、その恩恵を受けたり、よいこともたくさんありましたが、その反面、ゆがみもたくさん生じています。

よりよい方向に向かいたいと努力した結果、つらいけど我慢しようと思ったり、頑張ることに疲れてしまったり……、そんな心理的ストレスが個人にのしかかるようになりました。

ストレスになりうること

- 多食
- 過労
- 心理的緊張
- 不安感
- 抑圧
- 化学物質による暴露
- 気圧の変化
- 温度差
- 睡眠不足

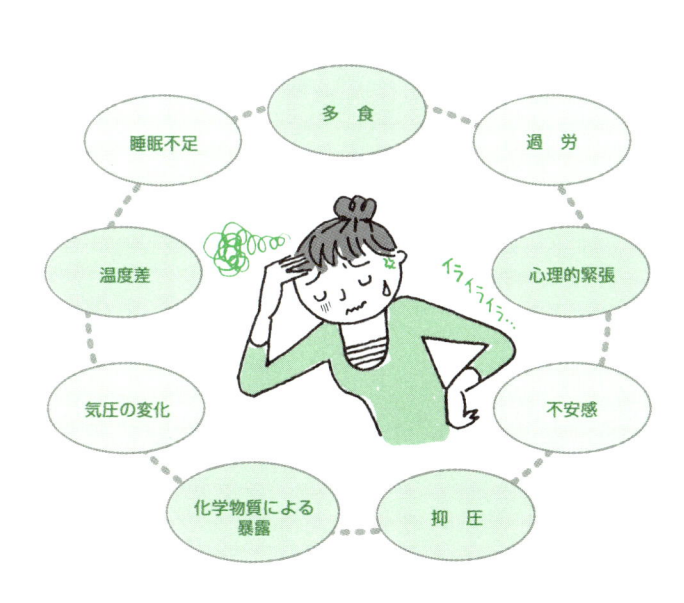

これは過去のできごとのようですが、現在の社会不安も大きなストレスとなってのしかかっています。

例えば、共働きの家庭が増え、外食や加工品の増加により、食生活は大きく変化しました。しかし、保育環境は整わず、社会的支援や母子福祉の充実はなかなか進みません。

患者だけでなく、家族も心の問題を抱えている

アトピーの人は本当にたくさんの心理的ストレスを受けています。本人だけでなく、その家族も同様です。アトピーに関して患者やその家族が抱えている心理面での傾向を整理してみると、次のようなことが見えてきます。

・他人と違うことや他人の目を気にしすぎる。
・母と子が、互いに自立できずに苦しんでいる。
・人間関係がうまくいかなくなると、修復を試みるより拒絶してしまう。
・繊細で緻密な性格。
・まじめで努力家。

すべての人にこれがあてはまるわけではないのですが、患者交流会などで語り合ったときに「もっとチャランポランで、なるようになるさと考えられたら、きっと気楽になれるのに」と感じることがよくあります。

特に、アトピーの小さな子どもを抱えるお母さんが、一人で悩んでしまっているケースも多くあります。

でも、それは、個人が特別に神経質だったり、弱かったりするからではありません。現在の社会では、あまりに

・人と人との関係づくりがあまりうまくいっていない（夫婦関係、親子関係、友人関係、教師と生徒の関係、職場の人間関係など）。

ストレスになることが多すぎるのです。現代は、人よりちょっと敏感な感性を持っている人が悩んでしまいやすい社会といえるのではないでしょうか。

ストレスを回避するよい方法は？

ストレス回避のキーワードは、「語り合うこと」です。言葉で語ることと、身体で語ること、つまりスキンシップです。

例えば、患者が赤ちゃんや幼児であれば、たくさん笑えるようにたくさんあやすこと。食べ物を制限している子どもや成人の場合、食べ物から気持ちをそらすこと。
身体をよじって笑えるほど、とにかくたくさん遊ぶこと。
言葉で語り合うこと。
言葉で語り合うためには、自分の気持ち、意志が必要です。子どもたちが意志を持ち、自分の気持ちを少しでも

話せるように、まわりの大人たちは工夫する必要があります。心を開くこと、話すことは子どもの自立も促します。

また、患者の家族、特に母親は、自分だけで問題を背負いこまず、夫や両親、兄弟姉妹、患者や患者以外の子どもに、できるだけたくさん自分の気持ちを語り、相互の理解を深めましょう。カウンセリングや電話相談を利用したり、患者団体や市民団体のさまざまな活動に参加することなども、きっと役立つはずです。

地域によっては、自治体が開設するホームページに、誰でも利用できる子育て支援施設が紹介されていたり、公民館で子育てサークルが定期的な活動をしており、参加者を募っていたり。まわりを見渡してみると、母子で出かけられるところは少しずつ増えていまず。

最近の気になる相談事例

◎粉ミルクでアレルギーは起こらないと言いきった栄養士

「母親の私自身が食物にアレルギーがあり、初めての出産がとても不安でした。産院で栄養指導しているメーカー派遣の栄養士さんに相談すると、粉ミルクでアレルギーは起こらないからこれを使うといいですよと、親切にアレルギーにならないという粉ミルクをくれました。退院して気が抜けたのか、入院中にたくさん出ていた母乳が出にくくなってしまったので、夜中だけ粉ミルクを足すようになりました。数日後から子どもは下痢やおう吐をするようになり、いつもむずかっているような状態になってしまいました。アレルギーの人たちに評判がいい小児科を訪ねると粉ミルクが原因かもしれないと言われすぐに中止したところ、みるみる回復しました。栄養士さんにだまされたような気分です」

本書では製品名をご紹介するのを控えますが、何種類かの粉ミルクについて同様のご相談をときどきいただきます。製品の問題というより、栄養士さんの表現のしかたにも問題があるのではないかと思います。粉ミルクに限ったことではないのですが、「アレルギーにならない」という表現に心が動かされてしまうのは親の気持ちとして、もっともです。けれどもそこをぐっとこらえて、初めてのものは身体にあうかどうか試しながら、確認して使うということがとても大切ですね。

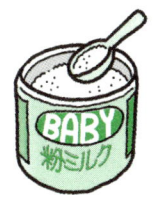

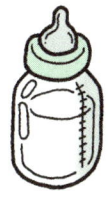

アトピーと四季

川の流れのように過ごす四季

毎年1月2月は、花粉が飛散し始める3月を目前にして、新聞や雑誌の企画担当者から、アトピッ子地球の子ネットワークに対する取材がどっと増えます。

入園、入学を控えた3月には、給食の対応に関する打ち合わせの方法についての質問や、引越しにともなう病院探しについての電話相談がかかってきます。

5月の連休明けは、親戚とのトラブルに関するお話、症状の再発、6月から7月にかけてはダニ対策や住居に関すること、8月から10月にかけてはスキンケア、12月に入ると皮膚の乾燥と痒み対策について、または温泉の治療効果に関する問い合わせが増えます。

話題が集中する内容は、雑誌やテレビなどのメディアによる企画やタイトルに影響されていることが多いと思います。

実際の日常でもこの時期にこのことについて早めにとり組んでいれば、より快適に体調がコントロールできるということがいえるかもしれません。

しかし、センセーショナルになりがちなタイトルにおどらされることなく、川の流れのようにして日常を豊かに過ごせるともっといいのに、と思うことがあります。

折々を楽しく過ごしたい

アトピー対策ということだけでなく、就学前の子どもがいると、四季折々の工夫は子育てをとても豊かなものにしてくれます。

食事や、遊びの中だけでなく、暮らしの年中行事も季節とともにとり入れてみると、これはなかなか楽しいものです。

共働き家族は、時間も体力も消耗していて、お休みの日に何かをするのは大変なことです。

でも、少しまとまった連休や盆休みなどを利用して、子どもと一緒におやつを作ったり、家族みんなで大そうじをしたり、一つひとつのことを楽しい行事として盛り上げられるといいですね。

四季のキーワード

1月 正月　鏡開き　しるこ　ぜんざい	**7月** 七夕　本棚の整理
2月 節分　煮豆	**8月** お盆　おはぎ　スキンケア
3月 衣替え　ひなまつり　山菜	**9月** お彼岸　月見　くずもち　衣替え
4月 バードウォッチング　花見　団子　よもぎ	**10月** 運動会　きびだんご　紅葉がり
5月 節句　かしわもち　ちまき　畳上げ　湿気やダニ対策の大そうじ	**11月** 七五三　衣替え　栗ごはん
6月 換気　ふきそうじ　衣替え	**12月** 大そうじ　クリスマス　おせち

第2章

食生活とアレルギー

日本人の食生活を考える

アトピーの隣に食生活の問題がある

現在、日本人のほとんどの人は十分な栄養をとっています。その結果、青少年の体格はここ数十年で非常に向上し、欧米の若者との差も縮んでいます。

しかし、一方で、急激な食生活の変化は、肥満や生活習慣病の増加を招いています。

また、食生活のゆがみがアトピーという形でも表現されています。卵、牛乳、小麦といったごく一般的な食物で、あるいは食品添加物を含む食品や、農薬が残留している農産物でアレルギー反応を起こす人もいます。

この章では、現代の食生活の問題点をあげた上で、では、どうしたらよいのかを考えてみたいと思います。

三大、五大の表現は要注意

過去に、食物アレルギーについて書かれた本の中には「三大アレルゲン」という表現で卵、乳、大豆が紹介されていることがあります。2003年の厚生労働省の調査では、卵、乳、小麦にアレルギー反応を示す人が増えていることがわかり、「三大」と表現される食物の中身は卵、乳、小麦になりました。

また、アレルギー表示が義務化された2001年より前に作成された本や雑誌には五大アレルゲンとして卵、乳、大豆、米、小麦があげられていましたが、近年は五大アレルゲンと表現されたものの中身は義務表示となった卵、乳、小麦、そば、落花生を意味しています。食生活が変化したり、輸入食品が増えたり、さまざまな時代背景のうつり変わりに伴って、このようにアレルゲンとなる食品の傾向が変わることがあります。

食物アレルギーの人のために書かれた本や料理集は、一般の人向けに比べ

れば種類が少なく、十数年前に発刊されたものでも大事に読み継がれているため、内容が多少古くなっても販売されている場合があります。

本に書かれた内容を患者は注意深く読み取る必要があるのです。

せめて食品関連の企業や出版社は、三大、五大と簡略化せず、「アレルギー物質を含む特定原材料の卵、乳、小麦の3品目」という具体的な表現を心掛けてほしいと思います。

動物性タンパク質の摂取量が増加

厚生労働省が定期的に行なっている国民栄養調査というのがあります。それをみると、ここ50年ぐらいの間に卵、牛乳、肉などの動物性タンパク質の摂取量が極端に多くなっています。油脂、糖質のとりすぎも目立ちます。

実際に子どもたちの好物は、ハンバーグ、カレー、スパゲティなど、小麦や糖質を多くとりがちな欧米食に偏っています。子どもだけでなく、今の20代、30代の大人たちもこれらが大好きです。

観点から見ても、栄養のバランスから見ても、よいことではありません。

同じ食材を繰り返しとる傾向

欧米食の材料をよく見てみると、卵、牛乳、チーズ、バター、小麦、じゃがいも、とうもろこし、トマト、肉類が大変多く登場します。

アレルゲンになりやすい卵、牛乳などの動物性タンパク質が多いことも気になりますが、小麦、じゃがいも、とうもろこしなども、繰り返し食べる回数が多ければアレルゲンになる確率は高くなります。実際に小麦でアレルギー反応を起こす人は増えています。

欧米食、日本食に限らず同じ食材を偏って食べるのは、アレルギー予防の観点から必要です。

油脂と肉のとりすぎが身体に与える影響

第1章のところでも少しふれましたが、身体の中には、アレルギーを起こす化学伝達物質というものがあり、いつもはマスト細胞の中に蓄えられています。ヒスタミン、ロイトコリエン、プロスタグランジンなどが、それです。

ところで、私たちが食べ物として油を摂取すると、油は体内で消化分解されます。ほとんどの油はリノール酸とα-リノレン酸のバランスでできているのですが、特にリノール酸が体内で分解される過程で生成されるロイコトリエンやプロスタグランジンは、アレルギーの人にとっては刺激の強い化学伝達物質となるため、摂取量には注意が必要です。

リノール酸が悪く α-リノレン酸がよいということではなく、バランスよく摂取することが大切なのですが、現代の食生活の一般的な傾向は、リノール酸の摂取に偏りやすいといわれています。

アレルギーを起こす化学伝達物質の生成を少しでも抑えるために、油と肉のとりすぎには気をつけたいものです。

人の食性を無視した食生活

動物の食性をたどるには、歯を見るとよいといわれています。人間の歯には、切歯、犬歯と臼歯があって、食べ物を大まかにきざむのが切歯、肉類をかみ切るのは犬歯、穀類や繊維質をすりつぶして食べるのが臼歯です。

12歳までに生えそろう人間の歯は、通常犬歯が4本、臼歯が12本ありますが、それはちょうど食物のバランスに対比されています。つまり、肉類より穀類や繊維の多い野菜を多く食べるのに適した歯になっているのです。

人間の歯がいつから、このバランスになったのかはわかりませんが、歯が食性を示す他の動物同様、私たち人間も動物としての食性から離れることはできないのです。

ここ数年の食生活を振り返ってみて、肉類などの動物性の食べ物に偏っていたら、穀類や野菜中心の食生活へと少し修正を加えてみるとよいのではないでしょうか。

食生活を見直そう

これまでの話とご自分の食生活を照らし合わせてみてください。

食生活は人間の生命や日々の活動を支えるものです。アトピーのある人も、ない人も、もっと毎日の食生活を大切にしませんか。

栄養的に偏った食事を改め、食材の安全性にも目を配りましょう。

食生活を改善することは、少し大げさにいうと、自分の生き方や暮らし方を変える一大プロジェクトです。根気と努力が必要ですが、決して難しいことではないので、ぜひトライしてみてほしいと思います。

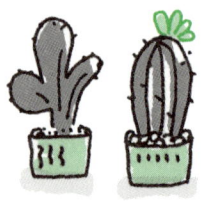

腸壁とアレルギーの関係

腸の中のあやういバランス

腸の中には、ビフィズス菌に代表される善玉菌や、ウェルシュ菌に代表される悪玉菌など、合わせて100種類以上、数にして100兆個もの細菌がすみついています。腸は、自身の運動に加え、これらの細菌に助けられ、栄養を吸収しています。

ところが、この腸の働きはとてもあやういバランスで成り立っていて、少しの刺激でよい働きが崩されてしまいます。

例えば、かぜをひいて病院へ行くと、抗生物質をよく処方されます。抗生物質は細菌を退治してくれる薬で、かぜなどには傷ができ、さらに、さまざまなものを通過しやすくしてしまいます。

また、未消化なものが腸壁を通過したことで、腸壁には傷ができ、さらに、さまざまなものを通過しやすくしてしまいます。

食物アレルギーではない人が、かぜのあとに食べたものでじんましんを起こしたり、今までできていなかった場所に皮疹ができてしまったりすることがあるのは、こんな事情があるからです。

アレルギー発症のチャンス到来

タンパク質が未消化で腸壁を通過すれば、まさにアレルギー反応が起きるチャンス到来です。

腸壁を傷めない食生活を

アレルギー反応は、身体の記憶システムでもあります。例えば、かぜは十

分な休養で治りますが、アレルギー反応の記憶は消されることがありません。ですから、アレルギー体質がある人は、腸壁と上手につき合うことを意識してください。

肉を多食して野菜が少なかったり、甘いものをたくさん食べたり、繊維質が不足して便秘になったりすると、腸内の善玉菌と悪玉菌のバランスはあっという間に崩れてしまいます。

食後に胃がもたれたり、食欲が落ちたりして消化力が落ちてきたなと感じたときや、必要最低限の範囲でどうしても抗生物質を使わなければならなかったときなどは、消化しやすいものを食べ、消化しにくい高タンパク質のものを控えたり、仮性アレルゲン（P24参照）を控えるなどして、腸の負担を軽くすることもひとつの方法です。

にんにくはグリチルリチンを多く含み、傷ついた腸壁を修復する働きがあ

り& ます。にんにくがアレルゲンになっていない人は、料理の中ににんにくを少量とり入れ、整腸に役立てるとよいでしょう。

やまいも、梅、しょうがにも整腸作用があります。

梅のエキスやしょうが糖は、さまざまな種類のものが市販されているので、それを白湯にといて飲んだりいわしの梅煮や、梅ごはんなどの料理に利用してみてはいかがでしょう。

::: 食物繊維をとって
便秘を避ける努力を :::

腸の働きをよい状態に保つには、便秘を避けることが大切です。

便秘の予防に必要な三大要素は、適度な休養と運動、そして食物繊維をたっぷりとることといわれます。食物繊維には、マンナン、セルロース、ペクチンなどの種類があり、それぞれこん

にゃく、野菜、果物などに含まれています。これらのものはなるべく、生で食べずに調理して、できるだけ身体を冷やさないようにすることも忘れずに。

切干大根、きくらげ、あずき、わかめ、ごぼう、などは食物繊維が豊富といわれています。

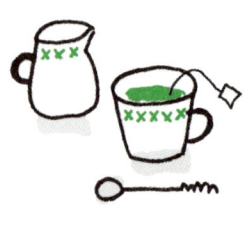

食べ物と化学物質の問題

加工食品に頼りすぎる食卓

インスタント食品やレトルト食品などの加工食品はとても便利で、働きながら台所をまかなう人や、主婦が病気になって台所に立てないときなどには、救いの手のように感じます。

しかし、加工食品に頼りすぎた食生活にも問題はあります。加工食品の多くは、食品添加物を使用していますが、食品添加物の中には発ガン性や催奇形性の危険性があるものもあります。アレルゲンとしての問題が指摘されているものもあります（Ｐ80参照）。

よく指摘されるのは、カップラーメンやハム、ソーセージなどの加工食品を多くとることでリン酸塩が過剰摂取され、これを排泄するために体内のカルシウムが大量に消費されてしまうことです。

カルシウムの過剰消費は、骨の弱体化や、精神的にイライラする状態を招くといわれています。

ところで、何か病気があって症状が出ているときには、身体の中では何か炎症が起こっているはずです。これはアトピーの人に限ったことではないのですが、慢性疾患の場合は、それが絶えず起こっていることになります。炎症を抑え、代謝をよくして自らの治癒する力を促すためには、さまざまな栄養素を食物から摂取することが何より大切です。ビタミン類、ミネラル類、特にカルシウムは重要な働きをします。

少しでも元気で疾患に立ち向かいいとき、身体の治癒する力を応援するためには加工食品に頼りすぎる食生活は得策ではないのです。

もちろん、合成着色料や保存料などの食品添加物を使わず、自然の素材だけで作られている加工食品もあります。原材料を知り食品の表示をよく見て選ぶことは、自分や家族の健康を守るためにとても重要です。

食品添加物や農薬にさらされる食生活

現在の日本の食卓には、食品添加物を使用した食品が氾濫しています。例えば、市販のお弁当やサンドイッチなどの表示を見ると、実にたくさんの食品添加物が入っていることに驚かされます。

いつでも必要なものが手に入る代わりに、品質を保持するための食品添加物が必要になっているのです。

また、農産物にはたくさんの農薬が使われています。虫のいない形のよい作物を大量に安く供給するために、たくさんの農薬を使用せざるを得ない状況があります。

また、最近は海外から安い農産物が数多く輸入されています。これらの多くは、ポストハーベストといって、長距離を輸送するために、収穫後の農産物に農薬をかけて害虫を防ぐというようなことが行なわれています。

さらに、現在は水道の水にも、消毒のための塩素が残留しています。

このように、現在の私たちの食生活の問題点を語るとき、食品添加物や農薬、塩素などの化学物質を抜きにして語ることはできません。

実際に、こうした化学物質に過敏に反応する人も増えています。

アレルギー発症との因果関係がはっきりしない場合でも、食品添加物の入った食品を極力排除し、有機栽培（無・低農薬）農産物を摂るように努力した結果、症状が改善したという人も多く、化学物質とアレルギーの発症はまったく無関係とはいえないようです。

身体が処理しきれない化学物質

身体は侵入してきた異物をできるだけ早く処理しようとします。アレルギー発症のしくみである抗原抗体反応だけでなく、食べ物に対する胃の消化活動なども同じです。

食べ物に含まれる食品添加物や残留農薬、水道水に含まれる残留塩素などは、身体にとり込まれると消化吸収のルートにのせられますが、処理しきれないものは最終的には排泄することができず、体内に蓄積されることになります。

実は、呼吸器や毛髪、皮膚などから吸収された物質も処理しきれないものはやはり蓄積されています。身体は働いても働いても処理しきれないものを手こずることになるのです。これが繰り返されると、身体は疲弊していき、免疫バランスの低下が起こります。

ビタミン、ミネラル、カルシウムの重要性

化学物質をとり込む量が多ければ、吐き出すための道具もたくさん必要です。その担い手がビタミン、ミネラル、カルシウムなどです。

食生活の中でビタミン、ミネラル、カルシウムをバランスよくたくさん摂取する工夫をしてください。ひえ、あわ、きびなどの雑穀をはじめ、穀類、いも類、野菜、海草類、魚、切干大根などの乾物類など、日本人が古くから親しんできた食物は、とても有効です。

活性酸素をどう考える?

食品添加物や、野菜に残留している農薬などの化学物質を体の中にとり込むと、体の中では活性酸素が発生すると言われています。

もともと活性酸素は運動しても、疲労が蓄積しても体内に発生するものですが、化学物質の出現で必要以上に増えてしまうようです。

活性酸素は「老化」を促進するといわれていますが、一部の研究者はアトピー性皮膚炎の発症とも深く関わっていると指摘しています。

そのため、活性酸素を分解し、体の中にため込まないようにするために、活性酸素を分解する酸素を大量に摂取できるような健康食品が開発されています。それを製剤として投与する医師もいるようです(ルイボスティ、SOD*など)。

活性酸素対策とされる商品の中には不当に高価なものや、根拠が不確かなものもあります。研究者の中には、そもそも活性酸素の対策そのものを疑問視する人もいます。栄養学的な考え方からいえば、活性酸素を体外に排出する成分は、ビタミンCや葉酸だといわれています。食物でいうとビタミンCを多く含むのは、トマト、ホウレン草、じゃがいも。果物類では、いちご、キウイフルーツ、はっさくなどです。葉酸を多く含むのは、春菊、アスパラガス、ブロッコリー、キャベツ、さつまいも、菜の花、モロヘイヤなどです。

高価な両方の成分を多く含んでいます。現代的な食生活のリスクを解決するのに役立てるという考え方もあります。

かむこと、食卓を豊かにすることの効用は、効率よりも優れた力を発揮します。

*SOD(スーパー・オキシド・ディスムターゼ):活性酸素を抑制してくれる酵素。体内で合成されますが、加齢に伴って減少してきます。

どのような食事がいいのか？
食生活のポイント

食物アレルギーではないが食生活の見直しを指導される場合

アトピーの人の食事療法といっても、その方法や考え方は指導する人によりさまざまです。痒みを促す糖分や脂質を抑え排便を促すために野菜や繊維質を多めにとるというような、食生活を少し変えるだけで症状がコントロールできる場合もあれば、ていねいな食事指導に沿いながら食生活を改善し数年がかりで症状をコントロールすることもあります。

母乳指導をする人、中医、漢方処方医、皮膚科医、内科医、小児科医など指導する人の立場もさまざまです。食物アレルギーの人はアレルゲン食物をさけることが前提ですが、アレルゲン除去以外の一般的な食生活のポイントをご紹介したいと思います。

和食中心の食生活で体調に変化を

次ページの図を見てください。これは特別な食事ではなく、実はとても簡単なことです。洋食のメニューを和食にするだけで、かなり目的は達成できるのです。

食材でいえば、切干大根、かんぴょう、干ししいたけ、かつお節、魚の粉、麩、ひじき、こんぶ、のり、わかめ、めかぶ、もずく、きくらげ、湯葉、高野豆腐など、日本食に使われている食材料をとり入れて、油脂、糖質、動物性タンパク質に偏らないメニューの工夫をしてみませんか。

葉っぱの野菜より根菜の割合を多くして、できるだけ加熱調理して食べたり、灰汁のある根菜を食生活にとり入れてみましょう。

難しく考えずに、できることから始められるといいですね。

健康な食生活のポイント

1. 脂質、糖質をとりすぎない。
2. 油を大豆油（サラダ油）から、なたね油やしそ油にかえる。
3. 食品添加物や農薬の影響をあまり受けていない安心な素材を選ぶ。
4. 動物性タンパク質、特に卵、乳製品、肉を控える。
5. 海草類、魚類を豊富に食べる。
6. 穀類、いも類、根菜類、葉菜類を豊富に食べる（食べたことのないものにトライして種類を増やす）。
7. 季節の野菜を食べる。
8. 魚、穀類、その他のものも、「ばっかり食べ」を避け、できるだけ多くの種類を入れ替わり食べる。
9. つけもの、みそ、しょうゆ、ヨーグルトなどさまざまな発酵食品を食生活にとり入れる。

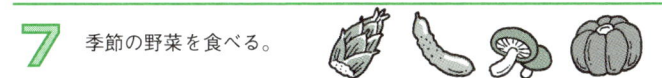

アトピッ子のお母さんも試してほしい

初めての子どもが重症のアトピー性皮膚炎を起こしたというお母さんの場合、次の子の出産をためらうことがあります。「同じ思いを味わわせたくない」という強い思いがあるのだと思われますが、どうかあきらめないで。体質を受け継ぎ発症することはあっても、「重症化させない」「発症年齢を遅らせる」など、発症をコントロールすることはある程度は可能です。

そのカギを握っているのが、お母さん自身のふだんの食生活です。お母さんの食べたものは胎盤や母乳を通して胎児へ伝わります。上図のような食事の工夫を実践してみてください。そして、お父さんは、お母さんの取り組む食生活に率先して協力してください。

食物日誌を活用しよう

日誌をつけて身体の変化を発見する

食物日誌は、原因食物の発見や症状改善の経過観察、他のアレルゲン発見のために用いられます。

食物日誌をつけるときの目安になるだけでなく、記録者自身が食生活や暮らしの中で気づかずにいることを再認識するための道具としても役立ちます。楽しく豊かな子育ての記録として後々までとっておける貴重な資料です。

記録するのは、

❶ その日に食べた、メニューではなく、食材（お茶やおやつ類も含む）。

❷ 身体全体の様子（機嫌がとても悪かった、寝つきがわるかった、痒がったなど）や皮膚の状態など。

❸ その日のできごと（砂遊びをした、マット運動をしたなど）。

❹ その日の天気（晴れ、雨などのほかに風が強かった、日差しが強かった）などです。

食物日誌はあまり気負わずにつけよう

❶❷は必ず記録、❸❹はさらにこれがあると生活全体の様子がわかりやすくなりますし、発症のきっかけもつかみやすくなります。

記録は、期間を決めてあまり長期間やり続けなくてもいいように、医師や栄養士と相談して実施しましょう。記録に夢中になってしまったり、記録の期間だけ特別頑張るということがないように、ちょっとした子育て生活日記のつもりでトライしてください。

食物日誌をつけている最中に、症状が悪化したり、食事のしたくがきちんとできなかった日があったとしても、自分を責めたりしないでください。

特に、責任感の強いお母さんがそんな状態に陥りやすいようですが、食物日誌はお母さんの通信簿ではないのですから、もっと気軽につけましょう。

食物日誌の書き方例

3月 6日 土曜日　　天気（くもり）　　気温（8℃）

きょう試したもの	疑わしかったもの

症状特記事項

体温（36.3℃）

	献立名	食材名	その他
朝食（7時）	ぞうすい	きび、しらす、大根、長ねぎ、にんじん、塩	
	一夜漬け	かぶ、きゅうり、塩	
間食			
昼食（1時）	お好み焼き	小麦粉、キャベツ、芝えび、かつおぶし、青のり、じゃがいも、アップルソース	
	野菜焼き	玉ねぎ、にんじん、かぼちゃ、塩	
	寒天よせ	りんごジュース、寒天パウダー	
間食	おせんべい	米、塩、なたね油	
	かんそういも	さつまいも	
夕食（7時）	たらなべ	生だら、白菜、大根、にんじん、しらたき、根みつば、ひしょうゆ	
	きんぴらごぼう	ごぼう、にんじん、ひしょうゆ、みりん	
	うどん	干めん	
夜食			

少しかわいてきている。朝、夜 アンダームをつける。

裏側が赤くむけている。夜、ひっかいたらしい。
頭もかゆい。

幼稚園のお友だち3人とママたちで お昼を一緒に食べて、その後児童館へ行った。マットとトランポリンで遊んだあと、鼻水がたくさん出た。

食事記録・記入用紙例

　　月　　日　　曜日　　天気（　　）　　気温（　　）

きょう試したもの	疑わしかったもの

症状特記事項
体温（　　　）

	献立名	食材名	その他
朝食（　時）			
間食			
昼食（　時）			
間食			
夕食（　時）			
夜食			

アトピッ子ダイアリー

　　　　月　　　日　　曜日　　　　天気（　　）　気温（　　）

	献立名	食材料	その他
朝食（　時）			
間食			
昼食（　時）			
間食			
夕食（　時）			

米	
小麦	
大豆	
油	
卵	
鶏肉	
乳製品	
牛肉	
豚肉	

症状特記事項
体温（　　）

		🌅	☀	🌙
治療	スキンケア			
	単軟膏・ワセリン			
	非ステロイド軟膏			
	ステロイド軟膏			
	抗アレルギー剤			
	抗ヒスタミン剤			
日常生活	ストレス			
	睡眠			
	食欲・便通			
	運動			
	その他（食事・生理など）			
環境因子	発汗、ホコリ、カビ、花粉、ペット、洗剤、石けん、シャンプー、リンス、紫外線など			

		🌅	☀	🌙
皮膚の状態	かゆみ			
	赤み			
	カサカサ			
	ブツブツ			
	ジュクジュク			

出典：『アトピッ子ダイアリー"ママのふれあい日記"』アトピッ子地球の子ネットワーク編（合同出版）より

医師からアレルゲン除去食を指導されたら

除去食とは身体に合うものを選択すること

食物日誌や血液検査の結果などから、身体に著しく合わない食物が判明すると、主治医は原因となる食物の除去を指示します。つまり、アレルゲンをとり除いて症状の改善を図ろうとするのです。食物アレルギーの専門医は、除去を指示するとき、同時に身体に合う食物を選び、除去した食物に代わる栄養を補うように指示します。

除去食というと「食べられない」というマイナスのイメージが強いようですが食べられるものを「選択」して食べるというのが、除去食の本来の姿です。選択というところにプラスのイメージを感じませんか？

何を目安に食物を選択するか？

食物を選択する際に、58ページで紹介するような「食物抗原度表」を医師が作成し、参考に提示することもあります。30年ほど前に、医師らが数百人の患者の食生活を調べ、アレルゲン食物を調べる過程で作成された表が元となっているようです。さまざまな医師が現状を反映させながら今でも活用しています。すべての人がこれにあてはまるということではなく、無用に食生活の幅をせばめてしまわないために、新しい食べ物を選ぶ際の参考資料として使われています。また、この表を見ると、食品の種類の多さにびっくりさせられます。除去食だから何も食べられないのではなく、選択の幅はけっこう広いのです。

各種市販されている「栄養成分表」なども食品群を考えるときに役立ちます。

アレルゲン除去について正しく知る

アレルゲン除去を指示された人から

の電話相談が、私たちにたくさん寄せられます。その内容は、除去の徹底イコール「栄養失調になる」とか「食べるものが何もない」ということを頭に描き不安になった、食事指導を受けられなかったという相談が多くを占めています。

不安は、正しい知識や情報を持っていないときに、ムクムクと顔をもたげてくるようです。

そんなとき、私たちは、

・特定のタンパク質を摂取しなくなったら、他のタンパク質を補う。

・穀物、野菜などの調理の素材の種類を増やし、調理の幅を広げる。

などの対処法をお伝えしたり、アレルギー用の食材を販売しているところや、有機農産物の販売店や販売ネットワークなどを紹介しています。

また、「アレルゲン除去」を指示される場合でも、「完全除去、微量のアレルゲン混入も不可」と指示される人もいれば、「アレルゲンそのものは食べてはいけないが、二次加工品を加熱して食べる場合は、少量なら可能」というような指示を受ける人もいます。

アレルゲン除去の範囲は検査数値や症状など、身体の状態を診て医師が指導するので、患者自身が食事制限の度合を決めてしまうのは禁物です。

微量混入まで徹底する時期を経て、多くの人は、豊かな選択食を実現しています。また、一人の人でも、ある食物は徹底除去、他の食物は微量混入では心配しなくてもよいという場合もあります。

これらは血液検査や除去負荷テストにもとづき判断されるものです。どうか聞きかじりの知識で除去食を規定するのは避けてください。

不安なことは医師にきちんと伝える

アレルゲン除去の食生活を進める上で不安が生じたら、そのことを医師にきちんと伝え、自分自身が納得できるまでじっくり話し合ってみてください。

「主治医が忙しそうで申し訳ない」とか「とにかくやりなさいと言われて、何も言えなかった」という場合もあるかと思います。

でも、自分や子どもの生命、生き方、暮らし方に関わる大事なことです。遠慮せず、あきらめないで医師に伝えましょう。

それでもどうしても医師との対話がうまくいかなかったときは、私たちの電話相談を活用してください。応援団になれると思います。

抗原度3	注意した方が よいもの	医師の指示で 試すもの
大麦、オーツ麦、白米、片栗粉、ライ麦、はと麦、胚芽米（3〜7分）	玄米、小麦粉、トウモロコシ	小麦胚芽、白玉粉、小麦
さつまいも、じゃがいも		さといも、山の芋
オクラ、しし唐、つくし、のびる、貝割り菜	ふきのとう、にんにく、ほとけのざ、ぜんまい、玉ねぎ、にら、セロリ、わらび、よもぎ、きのこ類、せり、ふき、うど	ほうれん草、なす、しょうが、竹の子、蓮根、ごま、ごぼう、トマト、そば、豆類、もやし、ユリ根
イチゴ、びわ、あんず、うめ、キウイ、さくらんぼ	あけび、うり、ざくろ、パイナップル、メロン、ドリアン、バナナ、ザボン、スイカ、ぐみ	レモンなどの柑橘類、グレープフルーツ、オレンジ、マンゴー、パパイヤ、アボガド
あこうだい、いとより、くろむつ、こうなご、しまあじ、白す干し、銀だら、ひらまさ、帆立貝、むろあじ、あじ、いさき、いなだ、さざえ、しいら、たこ、つぶ貝、ぶり、ほや	いわし(煮干し)、きはだまぐろ、はまぐり、しじみ、びんなが、ひらめ、あさり、ほっけ、かれい、めばち、さわら、さけ、たら、かつお（ひらそうだ、まるそうだ）	魚介類の干物、さんま、かき、にしん、かに、まぐろ、さば、いか、うに、えび、魚の卵（たらこ、いくらなど）
羊肉（マトン、ラム）		牛肉、鶏肉、豚肉
	のり	牛乳、乳製品、卵、ナッツ類

食物抗原度表サンプル

	抗原度1	抗原度2
穀物類	アンマランス、ひえ、うるちあえ、キノア、うるちきび	タピオカ、もちあわ、もちきび
いも類		
野菜類	キャベツ、サラダ菜、サニーレタス、レタス、パクチョイ、チンゲン菜、かぶ、小松菜、チコリ、菜の花、白菜	かぼちゃ、ピーマン、カリフラワー、くず、ブロッコリー、菊の花、にんじん、長ねぎ、春菊
果物類	すもも、ぶどう、りんご、プラム、ネクタリン、ソルダム	黄桃、かき、なつめ、白桃、なし、洋ナシ、りゅうがん
魚介類	あなご、あゆ、いわな、うなぎ、エスカルゴ、きす、さより、たにし、どじょう、鳥貝、ふぐ、はたはた、はや、ます、ほっき貝、みる貝、めじな、メルルーサ、やまめ、なまず、やまべ	あいなめ、あおやぎ、あんこう、いしもち、おひょう、かわはぎ、しらうお、はなだい、ムール貝、わかさぎ、おこぜ、赤貝、こい、たい類、サメ、太刀魚、はぜ、めごち、めばる
肉類	かえる	うさぎ肉、鹿肉、馬肉
その他	乾燥わかめ、生わかめ	昆布（天然）、ひじき、うご

回転食ってどんなもの？

新たなアレルゲンを防ぐ、アレルゲン特定に活用する

同じものを繰り返して食べることで、色の濃い野菜、色の薄い野菜、海草類、栄養の偏りにつながるばかりでなく、調味料などに分け、それを4～5日ごとに回転させて食べる方法です。

また、回転食は、一つひとつの食物がアレルギーを起こすかどうかチェックできるシステムでもあります。血液検査だけではアレルゲン確定が困難なときや、代替食物を決めかねているきなどに「回転食」の手法を用いて解決に導く医師もいます。

回転する食品群やその指導方法は人により異なっています。聞きかじりで実行してしまったり、反対に「時代おくれの方法」と決めつけたりせずに、かかりつけの医師と話し合いましょう。

その食物が新たなアレルゲンになるきっかけとなる場合があります。

除去すべきアレルゲン食物をしっかり除去し、健康な身体づくりのために必要な食物はバランスよく上手に食べる。そのためにいろいろ工夫するという積極的な方法として「回転食」を紹介する医師もいます。

食物アレルギーの人が一生行なう方法だと誤解する人もいますが、必要な期間だけ、この方法をとる場合があると理解するとよいでしょう。

回転食は、食材を穀類、魚介・肉類、

除去食を実際に続けていると、調理する人のくせが出てきます。例えば、とろみをつけたり、形を整えたりするのに、卵や牛乳の代わりにじゃがいもや片栗粉（じゃがいもデンプン）を使う、何かをふくらませるときは卵のかわりにやまいもを使うなどです。

パターンができてしまうと代わりの食材はまだまだたくさんあるのに、その人のくせで使う食材料が限られてしまい、結局、同じ食材を繰り返し食べることになってしまいます。

ある人の回転食の例

	1日目	2日目	3日目	4日目	5日目	6日目
主食	あわ	ひえ	タピオカ きび	低アレルギー米 さつまいも	セモリナ	きび
魚貝肉類	あゆ あなご	メルルーサ	さより ます 肉	どじょう 肉	わかさぎ (卵のないもの) きす	はたはた こい
色の濃い野菜	にんじん ねぎ ブロッコリー	チンゲン菜 ピーマン 大根の葉	小松菜 春菊	かぶの葉 にんじん	ブロッコリー かぼちゃ	ねぎ 小松菜
色の薄い野菜	白菜 キャベツ カリフラワー	大根 白菜	大根 キャベツ	レタス かぶ カリフラワー	大根 レタス キャベツ	カリフラワー 大根
海草	青さ	こんぶ	ひじき わかめ	のり こんぶ	めかぶ	わかめ のり
油	(使わない)	しそ油	(使わない)	なたね油	(使わない)	しそ油
果物	りんご	(使わない)	もも	なし	りんご	なし

＊何人かの医師の指導例を参考にして紹介しています。
この例は比較的制限の厳しい人の例です。この例より制限のゆるやかな人は、1日に使う食材をもっと種類豊富にとり入れています。

必要なアレルゲン除去を持続させるために

完全無欠の除去食はない

子どもが乳児の頃からずっと卵、牛乳、小麦を含まない食生活を続けてきて数年を経たような人でも、「私はちゃんと医師の指示どおりに実行できていないのです」と言うことがあります。決して謙遜（けんそん）というのではなく、むしろあきらめと自嘲（じちょう）をこめた様子で話すのです。

しかし、そんな人ほど、基本をきちんと押さえた上に豊富な食材を使って、毎日の食事づくりをしています。どうか完璧を求めないでください。

もちろんいい加減を奨励しているわけではないのですが、完全無欠の除去食など現実にはないと思います。

例えば、長い年月、制限を続けていると、子どもがいやがったり、食物のことを考えるのもいやになってしまったり、食べてはいけないものを食べたい気持ちに勝てなくなってしまうこともあります。

それでも、重大なトラブルが起きなかったなら、それも長い治療期間のひとこまだったということです。

短期的には症状のアップダウンはあるけれど、長期的に見れば症状が落ち着き、子どもなら元気に遊び、バランスのよい成長発達がみられるのであれば、除去食の目標はそれで達成されているとみてよいのです。

アレルゲンの解除ができる時期は人によってさまざまです。完璧な解除に至らず、誤食しても重篤な症状が起こらなくなる範囲の解除にとどまることもあります。そこにたどり着くまでに「完璧」で居続けなくてはいけないと自分自身にプレッシャーをかけ続けないでください。

働くお母さんでも除去食はできる

専業主婦のお母さんに比べ、食事に

時間をかけられない働くお母さんにとっては、除去食は大問題かもしれません。

でも、加工食品を使わないで時間を短縮する手はいろいろあります。

例えば、シチューやカレールウの代わりに、かぼちゃが応用できます。カットしたものやペースト状にしたものを冷凍庫に常備しておくと便利です。ペースト状にしたものは蒸しパンに入れてもおいしいです。

セロリやパセリなどの香味野菜が食べられるなら、にんじんや玉ねぎなども加えてスープを作り、製氷皿に入れておきます。キューブ状にしておくと、必要な分だけとり出せて便利です。ブイヨンの代わりにもなります。

白身の魚などは、フードプロセッサーですり身にします。長ねぎとしょうが汁を加えて吸い物の具にしたり、にんじんやじゃがいもを加えて魚のハンバーグにもできます。

こうして作ったものを冷凍庫にしまっておいて、お弁当を作るときに使っても便利です。工夫次第で、調理の時間をかなり短縮することが可能です。ここはお母さんの腕の見せどころです。

最近では、加工食品でも製造工程からアレルゲン管理ができていて、アレルゲンも含まれていないことを明示したものが市販されるようになりました。無理せず食卓に適宜にこういった食品を活用して、食卓に広がりを加えましょう。

山あり谷ありの食物アレルギー

除去食を進めていくには、大変なことがたくさんあると思います。

でも、除去食は自分自身の調理の工夫を見つけ、上手にちょっぴり手抜きするコツなどもつかめれば、世の中でいわれているほど大変なものではありません。アレルゲン除去は治療の一貫として行なわれるものです。まわりの人からいろいろ言われたとしても、あわてず自分なりのコツを見つけ出すでは、勉強の時間ととらえましょう。

食物アレルギーは症状がよくなったり、悪くなったり、いろいろな困難もある病気です。除去食に疲れ果ててしまうことがあっても、ドンマイ、ドンマイ。またトライすればいいのですから、一人きりで思い悩まずに、まわりの人にSOSのサインを出しましょう。場合によっては、栄養士や、医師や看護師さんに泣きついたっていいのです。相談しましょう。

まわりに相談相手が見つからないとき、私たちの電話相談もご活用ください。

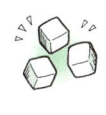

知っておきたい専門用語

●食物依存性運動誘発アナフィラキシー（FEIAn/FDEIA）

特定の食物を食べた後、運動によってアナフィラキシーが誘発されて発症する疾患です。「運動」といってもバスケットボールのように激しい運動ばかりではなく、階段を上る、教室から別の教室へ移動するといった普通の「動作」でも発症の例があります。

また、食事と運動負荷の両方がいっしょになって発症する（どちらか片方だけでは発症しない）といっても、食後すぐの運動で15分後に発症する場合もあれば食後1時間で発症する場合もあります。食事の直後の運動負荷が誘因となっていることは明らかでも、実際の生活においては、どのタイミングで運動させるべきか判断に苦慮する場合が多くあります。過去に発症経験を持つ家庭では、主治医とともに体育の授業の受け方や食事の内容等について話し合いながら見極めているのが実情です。

●IgA（免疫グロブリンA）

通常は、気道や腸管などにあり免疫機構の最前線で、人体の恒常性維持（健康）のために機能しています。

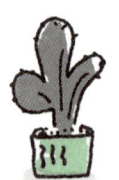

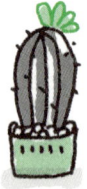

●アナフィラキシーショック

食物アレルギーについて若干ふれてきましたが、食物抗原にごく少量ふれただけでも、アナフィラキシーショック（P15参照）などの重篤な症状が起こる人については、該当しない内容もあります。

いわゆるアナフィラキシーショックは、食物依存性運動誘発アナフィラキシーショック、重篤な食物アレルギー、ぜんそくなどの既往暦のある人に起こることも多く、その再発予防は、厳密に行なわれなければなりません。その意味では、食物除去もていねいな管理が必要です。

●食物負荷試験

食物アレルギーの診断のためにはいくつかのステップが必要です。おおよその身体の状態を知るための血液検査や皮膚テスト。アレルゲン食物と思われるような高い検査数値が出たり、受診までの経過の中で発症の因果関係が推測される食物がある場合は、その食物を一定期間除去し、その後「除去していた食物を医師の指示で食べ（食物負荷試験）」症状が誘発されることがわかったとき、食物アレルギーが確定診断されたことになります。食物負荷試験は重い症状を誘発させることもあります。勝手に自己判断して実行せず、必ず医師の元で行ないます。

アレルギー体質の妊婦さんの食事

お母さんが食べた物が胎児に伝わる

アレルギー体質のある妊婦さんの場合、子どものアレルギー予防のために、産前と産後の一定期間は卵や乳製品を食べないよう指導されることがあります。

これは、へその緒を通して、お母さんが食べた栄養分が胎児に伝えられるからです。そして、タンパク質がへその緒を通して繰り返し赤ちゃんの体内に入れば、いずれ感作（かんさ）し、生まれたあとにもう一度同じタンパク質と出会えば、そこでアレルギーを発症することになると考えられるからです。

卵、乳製品に代わるものを

実際の指導は医師や助産師によって制限の期間に多少のばらつきがあるようです。そのため、どれくらいの期間制限をすべきか一般的なことを明言できませんが、卵や乳製品に代わるタンパク質を別の食材で補うことができれば、栄養不足を思いわずらうことはありません。代わりのタンパク質を豊富にとり入れ、ひとつの食物に偏らないでバランスよく食べることを心がければよいと思います。

卵と牛乳を摂らないことは栄養失調になるのでは、と心配することはないと思います。よく考えてみるとわかるのですが、大正、明治、江戸と時代を遡ってみても、現代のように卵と乳製品を毎日のように食べている妊産婦はほとんどいなかったのではないでしょうか。現代が飽食の時代だといわれて久しいのですが、私たちは本当に多くの物を手に入れることができるようになったと思います。

野菜、魚、穀類からもタンパク質は補えます。同様にカルシウムは、海草類、魚、野菜からも補えます。

食べたものは母乳からも伝わる

最初の子どもの食物アレルギーやアトピー性皮膚炎が重篤だったり、お母さんが特に強いアレルギー体質だというような、特別な背景がある場合は、医師から第二子の授乳中のお母さんに同時にアレルゲン食物の制限をするよう指導されることもあります。

おっぱいもへその緒と同様に、赤ちゃんの重要なライフラインです。お母さんが食べたものは、おっぱいを通して赤ちゃんにしっかり受け継がれます。

赤ちゃんの腸が、タンパク質を上手に処理できない期間は、赤ちゃんに食べさせないだけでなく、授乳中のお母さんも食べないことが望ましいと判断されることがあるのです。

特定のタンパク質を食べないということは、代わりのタンパク質をしっかり食べるということだと考えて、代わりの食物をどのようにとり入れるか、医師や栄養士に相談しながら食生活を整え、母乳哺育をすすめましょう。

ところで、へその緒を通しても、母乳を通じても赤ちゃんに受け継がれる重大なものがもうひとつあります。それは金属類や、食品添加物などの化学物質です。

人体への化学物質の蓄積を研究している専門家は、母親が体内蓄積したもののとほぼ同じ割合で、赤ちゃんの皮下脂肪や肝臓に化学物質が蓄積されていると指摘しています。

母乳はIgA（P64参照）をはじめ、さまざまな免疫を赤ちゃんに授け、栄養を与え、母子でふれ合うための重要な架け橋になっています。しかし、お母さんの生き方や暮らし方の結果も、そのまま反映されてしまうものであることも忘れてはなりません。

アトピーを予防する母乳中のIgA

タンパク質などのアレルゲンは、体内で消化吸収され、アミノ酸まで分解されれば、異物と認識されず、抗原抗体反応は起きません。ところが、消化能力が未熟な赤ちゃんの場合は、分解がうまくいかないため、タンパク質が腸壁を通り抜けて血液中のIgE（P15参照）と反応を起こしてしまいます。

しかし、身体の中には抗原抗体反応を起こさないように、身体の未熟な部分を補うしくみもあります。

消化能力が未熟で分解がうまくいかないとき、血液中にIgAが待機していると、IgEと反応を起こす前にタンパク質の分解を助けてくれます。

保育園・学校の課題

保育園と幼稚園の協力が不可欠

アレルゲン食物の除去は、自宅での創意工夫にとどまらず、保育園や幼稚園、学校での給食においても同様の対処が必要になります。

多くの地域では保育園の食物アレルギー児の給食について経験を重ねており、「除去食」が実現しているところもありますが、設備や人員の面から、あるいは、患児の重篤度に起因して「家庭からの代替品持参」や「弁当持参」を余儀なくされる場合もあります。

保育園の協力が得られないと、働く親たちの負担は並大抵のものではなく、就労が困難な状況にもなりかねないのかされていました。

近年、文部科学省が全国の児童生徒を対象に、アレルギー疾患に関する実態調査を行ない（P.72の図参照）、その結果を踏まえて、児童生徒の「学校生活管理指導表」という、全国共通のアレルギーに関する記入用紙を作成しました（P.68～71参照）。

この用紙を学校に提出することによって、今までの個別のアレルギーの対処は、学校による組織の対処に位置づけられることになります。

学校給食法では18年以上前から、「食物アレルギーに対処する」ということが明言されていますが、実際には地域によって差があり、担任教師や栄養士、調理員の方々の個別の理解や対処にまかされていました。

で、保育園の先生や栄養士、調理員の方々のご理解とご助力を切に願います。完璧な対処が無理であったとしても、保育園も家族も納得し協力し合える方法がないものか探っていけるとよいと思います。

学校給食の課題

『学校生活管理指導表』は、『学校生活管理指導マニュアル』と同時期に作成

_____学校__年__組　　提出日____年__月__日

学校生活上の留意点	【緊急連絡先】
A. 運動（体育・部活動等） 1. 管理不要 2. 保護者と相談し決定 3. 強い運動は不可 B. 動物との接触やホコリ等の舞う環境での活動 1. 配慮不要 2. 保護者と相談し決定 3. 動物へのアレルギーが強いため不可 　　　動物名（　　　　　　　　　）	★保護者 電話： ★連絡医療機関 医療機関名： 電話：
C. 宿泊を伴う校外活動 1. 配慮不要 2. 保護者と相談し決定	記載日　　　　年　　月　　日
	医師名　　　　　　　　　　　㊞
D. その他の配慮・管理事項（自由記載）	医療機関名

学校生活上の留意点		記載日　　　　年　　月　　日
A. プール指導及び長時間の紫外線下での活動 1. 管理不要 2. 保護者と相談し決定 B. 動物との接触 1. 配慮不要 2. 保護者と相談し決定 3. 動物へのアレルギーが強いため不可 動物名	C. 発汗後 1. 配慮不要 2. 保護者と相談し決定 3. （学校施設で可能な場合）夏季シャワー浴 D. その他の配慮・管理事項（自由記載）	医師名　　　　　　　　　　　㊞
		医療機関名

学校生活上の留意点	記載日　　　　年　　月　　日
A. プール指導 1. 管理不要 2. 保護者と相談し決定 3. プールへの入水不可 B. 屋外活動 1. 管理不要 2. 保護者と相談し決定 C. その他の配慮・管理事項（自由記載）	医師名　　　　　　　　　　　㊞
	医療機関名

68

表 学校生活管理指導表（アレルギー疾患用）

名前＿＿＿＿＿＿＿＿　男・女　平成＿＿年＿＿月＿＿日生（＿＿歳）

気管支ぜん息（あり・なし）

病型・治療

A. 重症度分類（発作型）
1. 間欠型
2. 軽症持続型
3. 中等症持続型
4. 重症持続型

C. 急性発作治療薬
1. ベータ刺激薬吸入
2. ベータ刺激薬内服

B-1. 長期管理薬（吸入薬）
1. ステロイド吸入薬
2. 長時間作用性吸入ベータ刺激薬
3. 吸入抗アレルギー薬（「インタール®」）
4. その他（　　　　　　　）

D. 急性発作時の対応（自由記載）

B-2. 長期管理薬（内服薬・貼付薬）
1. テオフィリン徐放製剤
2. ロイコトリエン受容体拮抗薬
3. ベータ刺激内服薬・貼付薬
4. その他（　　　　　　　）

アトピー性皮膚炎（あり・なし）

病型・治療

A. 重症度のめやす（厚生労働科学研究班）
1. 軽症：面積に関わらず、軽度の皮疹のみみられる。
2. 中等症：強い炎症を伴う皮疹が体表面積の10％未満にみられる。
3. 重症：強い炎症を伴う皮疹が体表面積の10％以上、30％未満にみられる。
4. 最重症：強い炎症を伴う皮疹が体表面積の30％以上にみられる。

B-1. 常用する外用薬
1. ステロイド軟膏
2. タクロリムス軟膏（「プロトピック®」）
3. 保湿剤
4. その他（　　　　　）

B-2. 常用する内服薬
1. 抗ヒスタミン薬
2. その他

C. 食物アレルギーの合併
1. あり
2. なし

アレルギー性結膜炎（あり・なし）

病型・治療

A. 病型
1. 通年生アレルギー性結膜炎
2. 季節性アレルギー性結膜炎
3. 春季カタル
4. アトピー性結膜炎
5. その他（　　　　　　　　　　　　）

B. 治療
1. 抗アレルギー点眼薬
2. ステロイド点眼薬
3. 免疫抑制点眼薬
4. その他（　　　　　　　　　　　　）

（財）日本学校保健会　作成

_____学校___年___組　　提出日____年__月__日

学校生活上の留意点	【緊急連絡先】
A. 給食 　1. 管理不要 　2. 保護者と相談し決定	★保護者 電話：
B. 食物・食材を扱う授業・活動 　1. 配慮不要 　2. 保護者と相談し決定	★連絡医療機関 医療機関名： 電話：
C. 運動（体育・部活動等） 　1. 管理不要 　2. 保護者と相談し決定	記載日　　　年　　月　　日
D. 宿泊を伴う校外活動 　1. 配慮不要 　2. 食事やイベントの際に配慮が必要	医師名　　　　　　　　　　㊞
E. その他の配慮・管理事項（自由記載）	医療機関名

学校生活上の留意点	記載日　　　年　　月　　日
A. 屋外活動 　1. 管理不要 　2. 保護者と相談し決定	医師名　　　　　　　　　　㊞
B. その他の配慮・管理事項（自由記載）	医療機関名

1. 同意する
2. 同意しない　　　保護者署名：＿＿＿＿＿＿＿＿＿＿＿＿＿＿＿＿

学校生活管理指導表（アレルギー疾患用）裏

名前_____ 男・女 平成__年__月__日生（__歳）

食物アレルギー（あり・なし）／アナフィラキシー（あり・なし）

病型・治療

A. 食物アレルギー病型（食物アレルギーありの場合のみの記載）
1. 即時型
2. 口腔アレルギー症候群
3. 食物依存性運動誘発アナフィラキシー

B. アナフィラキシー病型
（アナフィラキシーの既往症ありの場合のみ記載）
1. 食物（原因　　　　　　　　　　　　　　　　　　　　）
2. 食物依存性運動誘発アナフィラキシー
3. 運動誘発アナフィラキシー
4. 昆虫
5. 医薬品
6. その他（　　　　　　　　　　　　　　　　　　　　　）

C. 原因食物・診断根拠　該当する食品の番号に○をし、かつ〈 〉内に診断根拠を記載

1. 鶏卵　　　　　〈　　　〉
2. 牛乳・乳製品　〈　　　〉
3. 小麦　　　　　〈　　　〉
4. ソバ　　　　　〈　　　〉
5. ピーナッツ　　〈　　　〉
6. 種実類・木の実類　〈　　　〉
7. 甲殻類（エビ・カニ）〈　　　〉
8. 果物類　　　　〈　　　〉
9. 魚類　　　　　〈　　　〉
10. 肉類　　　　　〈　　　〉
11. その他1　　　〈　　　〉
12. その他2　　　〈　　　〉

[診断根拠] 該当するもの全てを〈 〉内に記載
①明らかな症状の既往
②食物負荷試験陽性
③IgE抗体等検査結果陽性

D. 緊急時に備えた処方薬
1. 内服薬（抗ヒスタミン薬、ステロイド薬）
2. アドレナリン自己注射薬（「エピペン®」）
3. その他（　　　　　　　　　　　　　　　　　　　　　）

アレルギー性鼻炎（あり・なし）

病型・治療

A. 病型
1. 通年性アレルギー性鼻炎
2. 季節性アレルギー性鼻炎（花粉症）

主な症状の時期：　春、　夏、　秋、　冬

B. 治療
1. 抗ヒスタミン薬・抗アレルギー薬（内服）
2. 鼻噴霧用ステロイド薬
3. その他（　　　　　　　　　　　　　　　　　　　　　）

●学校における日常の取り組み及び緊急時の対応に活用するため、本表に記載された内容を教職員全員で共有することに同意しますか。

（財）日本学校保健会 作成

児童生徒の発症傾向

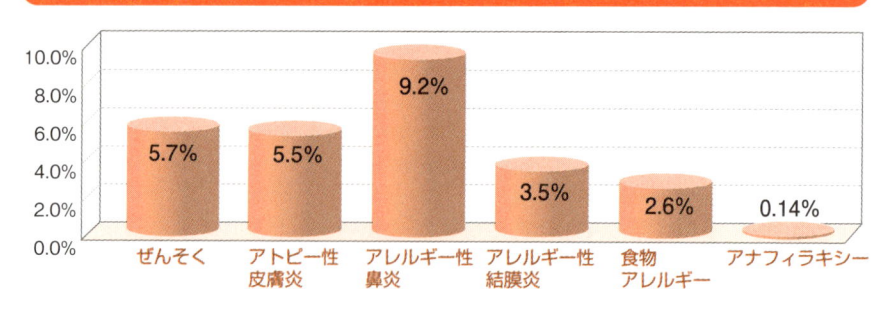

疾患	割合
ぜんそく	5.7%
アトピー性皮膚炎	5.5%
アレルギー性鼻炎	9.2%
アレルギー性結膜炎	3.5%
食物アレルギー	2.6%
アナフィラキシー	0.14%

文部科学省「アレルギー疾患に関する調査研究委員会」（平成19年3月）より

されています。マニュアルは1600円で市販されています（『学校のアレルギー疾患に対する取り組みガイドライン』日本学校保健会発行、文部科学省スポーツ・青少年局学校健康教育課監修）。

「学校生活管理指導表」は、まだまだ対象となる患者全体の活用普及には至っていないのが現状です。「学校生活管理指導表」が、本来の目的通り有効に活用されるよう、保護者と学校でぜひ話し合ってください。

はまだ十分に整っていません。2005年には『食物アレルギーによるアナフィラキシー　学校対応マニュアル』が日本学校保健会から出され、2009年には『学校のアレルギー疾患に対する取り組みガイドライン』が出されたことで、どのような体制を整えるべきか大きな指針が示されました。

2008年には文部科学省が「アナフィラキシーショックに対する自己注射を本人に代わって教職員が打つことは医師法に違反しない」という見解を示し、2009年にはすでにエピペンを処方されている人に対しては、救急救命士が救命活動中にエピペンを使うことができるようになりました。

社会的なしくみが整うことに伴って、実際の園や学校の現場でもよりよい話し合いと対処が実現することが期待されています。

エピペン®について

エピペンは、食物アレルギーがあり、過去にアナフィラキシーショックを起こした経験のある人に処方される自己注射です。小児への処方が可能になったのは近年であるため、保育園や幼稚園の園児や学童が自己注射（エピペン）を携帯するときの、園や学校での体制

アレルギー物質を含む食品の表示義務

表示義務と表示推奨

2001年に食品衛生法が改正され、アレルギー体質がある人の健康危害の発生を防止する観点から、アレルギー物質を含む食品の表示が義務化されました。これにより、食物アレルギーの人とその家族の食品選びはずいぶん楽になったと思います。

次のページの表を見てください。特に発症数が多い卵、乳、小麦、えび、かにと、重篤度の高いそば、落花生の7品目（以下「特定原材料」という）が表示「義務」の対象となり、あわび、いか、いくら、オレンジ、キウイフルーツ、牛肉、くるみ、さけ、さば、大豆、鶏肉、バナナ、豚肉、まつたけ、もも、やまいも、りんご、ゼラチンの18品目が、可能な限り表示するよう努める「推奨」となりました（次ページ表参照）。

さまざまなパッケージ表現

特定原材料は、包装された加工食品の「一括表示の枠内」に表示されます。表示される範囲は、原材料はもちろん、加工中に使用される副原料や、キャリーオーバー（加工食品の副材料に含まれていて、最終製品では効果が発揮されないもの）も含めて、特定原材料に該当するものはすべて表示しなければなりません。

さらに多くの食品企業は、一括表示以外にも、独自のマークや表を工夫して「アレルゲン食物が含まれている」ことを目立つようにパッケージ表現をしています。次ページ写真をご参照ください。

特定原材料を表示したパッケージ表現の例

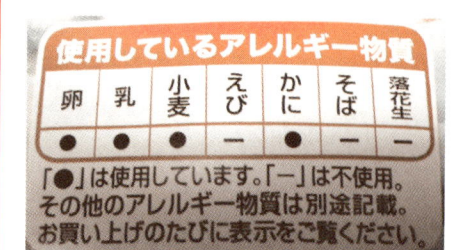

カップ麺に表示されていた欄外注意喚起表示。表示義務の7品目について示されている（一括表示とは別の場所に示されていた）。

一括表示

スープに表示されていた欄外注意喚起表示。25品目すべてを並べて、使われているものに色が入っている（一括表示とは別の場所に示されていた）。

アレルギー物質を含む食品に関する表示について

	特定原材料等の名称	選定理由
義務 （特定原材料）	卵、乳、小麦、えび、かに	症例数の多いもの
	そば、落花生	症状が重篤であり生命にかかわるため、特に留意が必要なもの
推奨 （特定原材料に準ずるもの）	あわび、いか、いくら、オレンジ、キウイフルーツ、牛肉くるみ、さけ、さば、大豆、鶏肉、バナナ、豚肉、まつたけ、もも、やまいも、りんご	症例数が少なく、省令で定めるには今後の調査を必要とするもの
	ゼラチン	"ゼラチン"として単独表示の要望が多く専門家からの指摘も多いため

「食物アレルギー危機管理情報」のしくみ

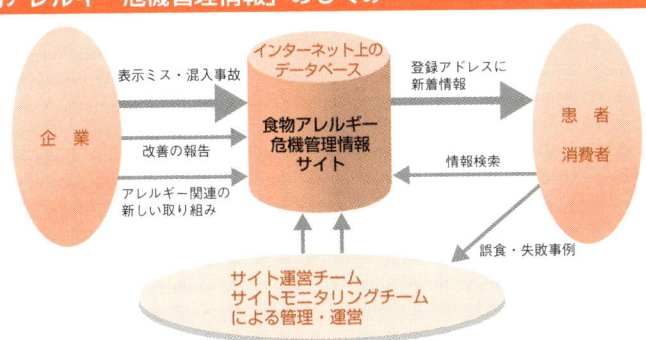

```
企業 ─表示ミス・混入事故→ インターネット上のデータベース ─登録アドレスに新着情報→ 患者・消費者
企業 ─改善の報告→ 食物アレルギー危機管理情報サイト ←情報検索─ 患者・消費者
企業 ─アレルギー関連の新しい取り組み→ 食物アレルギー危機管理情報サイト ←誤食・失敗事例─ 患者・消費者
サイト運営チーム・サイトモニタリングチームによる管理・運営
```

運営主体：NPO法人アトピッ子地球の子ネットワーク
このサイトは（株）マイクロソフト社の助成により開設されました。

食物アレルギー危機管理情報の取り組み

第5回マイクロソフトNPO支援プログラムの助成により実現した情報サイトです。運用は2009年3月から開始されました。食物アレルギーの人の誤食防止や、食物アレルギーの人の支援に役立つ情報を発信するサイトです。このサイトのしくみは、次のようになっています。

●表示ミス・回収情報

混入事故・表示ミスが起きると、食物アレルギー危機管理情報（FAICM）サイトに回収情報をアップします。あらかじめ携帯電話のアドレスを登録しておくと、外出先でもいち早くアレルゲン表示のミスや回収された食品名を見ることができる便利なサイトです。

緊急度が高い情報は、登録されたメールアドレスに「回収のお知らせ」「表示ミスの情報がアップされました」というようなメールが送信され、食品名や企業名を見ることができます。詳細内容はパソコンでしか読むことができないので、携帯電話とパソコンの両方のアドレスを登録することをおすすめしています（個人の登録費用は無料）。

●失敗事例

正しく表示されていて、混入事故が起きていなくても、パッケージが見にくかったり、表示がわかりにくかったりしたことで、誤食する事例があとを絶ちません（間違い食べなど）。他人の失敗事例を詳しく知ることにより、自身のアレルゲン食物の誤食防止に役立つと考え、患者（患者家族）から寄せられた誤食情報を紹介しています。

FAICMのTOP画面

食物アレルギー危機管理情報

| ホーム | サイト登録のおすすめ | 企業のご登録について | ヘルプ |

サイト内検索 [検索]

MESSAGE FROM FAICM

『食物アレルギー危機管理情報』がスタートします

このサイトに登録した個人や企業などの皆さんと共に、食物アレルギーの人が、見て使って役立つサイトに育てていきます。まずはご登録ください。

NPO法人アトピッ子地球の子ネットワーク

記事が新着したことをメールでおしらせします。
[新規登録はこちら]
[ユーザ情報変更]

マークについて
- 事故・表示ミス
- 改善報告
- 失敗事例
- イベント情報
- お知らせ・一般記事
- レシピ

PR情報

トピックス
- 事故・表示ミス
- 改善報告
- 失敗事例
- イベント情報
- お知らせ・一般記事

食品分類
- 調味料
- 菓子
- パン類
- 飲料
- 調理素材
- 野菜
- 肉加工品
- 魚介加工品
- 調理品
- 麺類
- スプレッド類
- 粉類
- 加工品
- 離乳食
- サプリメント
- 乳製品

特定原材料
- 卵
- 乳
- 小麦
- そば
- 落花生
- えび
- かに

特定原材料に準ずるもの
- 大豆
- いか
- いくら
- 鮭
- さば
- 牛肉
- 鶏肉
- 豚肉
- くるみ
- やまいも
- オレンジ
- キウイフルーツ
- もも
- りんご
- バナナ
- ゼラチン
- あわび
- まつたけ

レシピ
食物アレルギーの人が使えるレシピ

新着記事

1 2 3 4 5 6 …

- 2010/07/07 【自主回収情報、「乳」表示ミス】(株)永光農園「カットシフォンケーキ チョコレート味」2010年7月2日
- 2010/07/02 【自主回収情報、「卵」表示ミス】(有)ハニーベーカリーMT菓子パン「カタツムリ」2010年7月1日
- 2010/07/01 【自主回収情報、「小麦」表示ミス】(株)玉澤総本店「くるみゆべし」「ごまゆべし」2010年6月27日
- 2010/07/01 【自主回収情報、「小麦」表示ミス】風葉房(有)「ずんだ入りゆべし」2010年6月27日
- 2010/07/01 【自主回収情報、「小麦」表示ミス】(株)つぼや商店「伊達藩 ゆべし」2010年6月27日
- 2010/06/30 【自主回収情報、「小麦」表示ミス】(株)ローリー「串だんご」(あんことごま)2010年6月25日
- 2010/06/30 【自主回収情報、「卵」表示ミス】(株)マサール「パルメザン」(焼き菓子)2010年6月17日
- 2010/06/30 【自主回収情報、「小麦」表示ミス】(株)マサール「ストロベリーバー、他」(チョコレート菓子)2010年6月17日
- 2010/06/23 【参考情報】(株)西村食品「さばみりん干し」2010年6月18日
- 2010/06/22 【自主回収情報、「卵」表示ミス】(株)サンエー「プリプリ海老チリ」2010年6月18日

新着記事の内容

食物アレルギー危機管理情報

| ホーム | サイト登録のおすすめ | 企業のご登録について | ヘルプ |

2010/07/02　【自主回収情報、「卵」表示ミス】(有)ハニーベーカリーMT菓子パン「カタツムリ」2010年7月1日

【自主回収情報、「卵」表示ミス】2010年7月1日
(有)ハニーベーカリーMTが販売した菓子パン「カタツムリ」に「卵」の表示ミスがありました。

【回収対象商品】
(有)ハニーベーカリーMT菓子パン「カタツムリ」
包装形態：合成樹脂袋詰め
内容量：2個入り
賞味期限：2010年6月25日～28日

【回収理由】
特定原材料である卵の表記漏れが確認されたため

【回収方法】
(株)松屋岸田堂店(大阪府東大阪市)まで連絡

【販売者】
(有)ハニーベーカリーMT(京都府京都市)

＊掲載情報は、大阪府ホームページより。
http://www.pref.osaka.jp/shokuhin/jisyukaisyu/kaisyu.html
＊本サイトに掲載されている情報は、掲載時点でのものであり、すでに自主回収等が終了している場合があります。また、掲載情報の元となるURLはリンク切れとなる場合があります。

2010年7月2日
NPO法人アトピッ子地球の子ネットワーク

●**食物アレルギーの人のためのレシピ**
食物アレルギーの人が使える（卵、乳、小麦、など特定原材料7品目と大豆油を使わない）、食事やおやつ作りのレシピをサイト上でご紹介しています。
食物アレルギー危機管理情報（Food Allergy Information for Crisis Management (FAICM)）
https://www.atopiccofoodallergy.org/

あると便利な調理器具

調理法に最適な調理器具を

　作りおきをする。加工食品をできるだけ食べない。油物をできるだけ避ける。煮る、蒸す、焼く、炊くが中心。

　こんなテーマを持ってお料理を作ろうとするとき、ジューサーもしくはフードプロセッサーと、蒸し器があると便利です。うらごし器もさまざまな場面で使えます。

　雑穀を炊く場合、お鍋や炊飯器でももちろん炊けますが、圧力がまを使う人もいます。また、ミネラル豊富な雑穀や玄米を食生活にとり入れたいけれど、家族が雑穀食になじまないときや、米のアレルギーがあり患者にだけ特定の品種の米を炊きたい場合などは、少人数用の炊飯器をもうひとつ持って、2つを同時に使うと便利です。

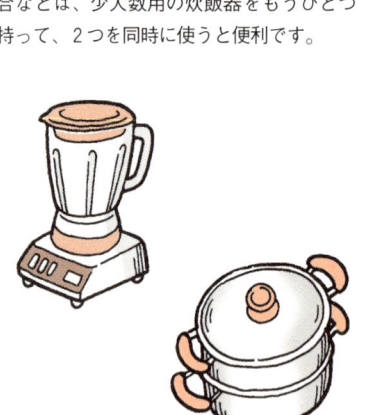

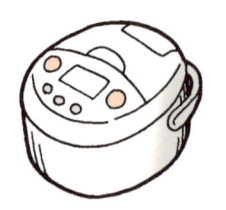

　テフロン加工のフライパンは、テフロンがはげて溶け出すことを心配して、賛否両論ありますが、底を傷つけないように菜箸や木製のヘラで炒めるようにすれば、油を使わない調理には適しています。調理のコツを覚えたら、どんなタイプのフライパンでもうまく調理できるようになりますから、そのときは安全性の高い材質を選ぶといいのではないでしょうか。

　すべてを一度に、完璧にすることは不可能ですから、できるところから始めましょう。

種類豊富な調理小物のいろいろ

　その他、細かい物でよく使うのは、竹ぐし、ゼリーカップ、計量スプーン、ピーラー、うろことり、計量カップ、はかり、さまざまな粉類を入れる大きな密閉容器、作りおき保存のための容器類、大きめのすり鉢、使い捨てのビニール手袋、ラップなどです。その家庭なりに使いやすいものをそろえましょう。

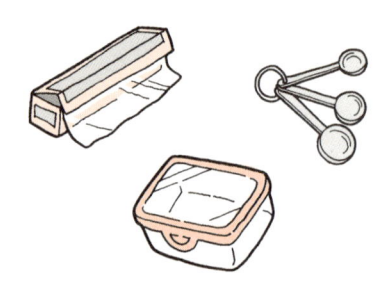

第3章 化学物質とアレルギーとの関連

食品添加物の問題点は？

暮らしの中の化学物質

アトピー性皮膚炎やアレルギー性疾患に悩んでいる人にとって、最大のテーマは痒みや苦しさなどの症状からの解放です。そのため、アレルゲンを遠ざけるための格闘を余儀なくされています。

「うちの子のアレルゲンはダニだから、ダニの除去だけ考えていればいい」と思う人もいるかもしれませんが、めぐりめぐってアトピーの原因になっているもとを断つことも重要です。

アレルギー発症の直接原因になるものもある

食品添加物はたくさんの種類が開発され、主に加工食品の品質保持のために使われています。

アレルギーの原因としてよく知られているのは、タートラジンなどを使用した着色料で、ゼリーなどに使われています。じんましんやぜんそく発作、痒みの原因などになることがあるようです。

その他にはっきり症状に結びつくもののとして、ハム・ソーセージやワインの保存料として使われる亜硫酸塩（サルフマイト）、しらす干しや漬け物に使われる漂白剤などがあげられます。

左の表でいうと、「自然界に存在しないもの」に危険性の高いものが多く、これらには注意をはらうようにしたいものです。

一つひとつは微量でもトータルすると多量に

食品添加物の中には、もともと化学毒性を持つものがあり、使用量や摂取量が決められています。たいていの場合は、ごく微量に添加されているので、食べても問題なしといわれています。

つまり、発ガン性や催奇形性（妊婦

アレルギーの人が気をつけたい食品添加物

	着色料	保存料	抗酸化剤	発色剤	甘味料	調味料	乳化剤	増粘剤
自然界に存在しないもの	赤色2号、3号、102号 黄色4号、5号 青色1号、2号	安息香酸類（パラベン等） ソルビン酸 亜硫酸塩類 OPP	ブチルヒドロキシアニソール（BHA） ブチルヒドロキシトルエン（BHT）	亜硝酸塩類 硝酸塩類	サッカリン アスパルテーム		グリセリン脂肪酸エステル	
天然に存在するもの	コチニール色素 ラック色素	しらこ蛋白 ポリリジン				グルタミン酸ソーダ アミノ酸		カラギーナン キサンタン グアーガム

が摂取するとおなかの中の赤ちゃんの器官形成に悪影響をおよぼすもの）があるとしても、量が微量だから大丈夫だとされているのです。

ところが、いまや食品添加物はあらゆるものに使われているため、一つひとつは微量でも総体を見ると結果的には相当な量を体内にとり込んでいる可能性があります。微量だから大丈夫という考え方は、今となっては楽観的すぎるのかもしれません。

体内蓄積によって免疫バランスを阻害

食品添加物は、もともとは本来の食べ物の中に存在しないような物質を加工したり、化学的に合成して作ったものです。

消化したり排泄したりという、人間の身体に備わっている自然の営みで処理するには限界があるのです。限界を超えたものは、体内に蓄積されます。処理をするにしても、しきれないにしても、身体の免疫システムはフル回転で働きますから、大量に処理するうちには免疫システムそのものバランスが崩れてしまいます。

法律で定められた安全基準にあっていたとしても、「食べると体調が悪くなる」と感じるものがあればアレルギー体質の人にとっては身体にあわないものなのです。

「安全」や「正しさ」だけでなく、自分はこれが食べられるとか、自分はこれを選ばないといった感覚が生活する上でとても大切だということを知っていてください。

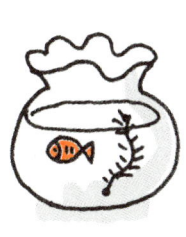

農産物と農薬の問題は？

そんな事例にたよらざるを得ないのが現状です。

農薬も食品添加物同様、催奇形性や発ガン性などの毒性があることがわかっています。しかしながら、アレルギーをひき起こすことについては、検証できていないものもたくさんあります。

それでも、体内蓄積によって免疫バランスが阻害されることを考えれば、アレルギーの人にとっては避けるべきもののひとつだと考えられます。

「使用された農薬」が表示されていない

毒性や蓄積についての考え方は食品添加物とほぼ同じです。

しかし、農薬使用は野菜そのものに使用された農薬が明記されているわけではないので、たとえ皮膚炎やアレルギー症状が起こったとしても、野菜そのものの影響なのか、農薬のせいなのか、因果関係に残留していた農薬をとめるのが困難なことが特徴です。

有機野菜を食べるようになって体調がよくなったため、どうやら残留農薬がよくなかったのかな、と推察する。

農薬毒性については、誰よりも農産物の生産者がその弊害を知りつくしているのではないかと思います。

農薬の空中散布による影響や、自家散布による皮膚炎の発症など、最初に被害を受けているのは、生産者やその家族だからです。それでも農薬を使用せざるを得ない背景には、流通システムや消費者ニーズが深く関わっています。

農薬や除草剤を使用すれば、虫がつかなくて見た目のよい野菜を、たくさんつくることができます。大量生産は1個あたりの値段を下げることができます。

消費者の支持がなければ、農薬は減らない

代表的な農薬

殺虫剤	D-D、エチルチオメトン、マシン油、BPMC、MPP、NAC、ダイアジノン、マラソン（マラチオン）、スミチオン（フェニトロチオン）、ピレトリン、ペルメトリン、アレスリン、DDVP（ジクロルホス）、ホサロン
殺菌剤	石灰硫黄合剤、プロベナゾール、IBP、キャプタン、イソプロチオラン、ジネブ、TPN、イプシロジオン、ダイホルタン
殺虫・殺菌剤	MPP・EDDP合剤、BPMC・MPP・EDD合剤
除草剤	ピラゾレート、ブタクロール、IPC、モリネート シメトリン、パラコート、アトラジン、CAT、2.4-D
植物成長調整剤	ダミノジット、過酸化カルシウム パラフィン、炭酸カルシウム
くん蒸剤	臭化メチル、リン化アルミニウム

作表：渡辺雄二

これに対して有機農業は、農業技術そのものが問われます。技術が向上すれば大量生産も可能ですが、作柄に左右されることに変わりはありません。ハイリスクですから、いつも大安売りをしているわけにはいかないのです。

農業技術者に支えられた、安心できる農産物を選ぶ人がいなければ、お店ではたくさん売れる商品を店頭に並べざるを得ません。

消費者が何を選びとるかということが、健康に結びつくだけでなく消費システムにまで影響しているのですが、農産物に限ったことではないのですが、切実ゆえに大変わかりやすい一例といえます。

家庭内にたくさんある化学物質

ダニ対策で防虫剤に囲まれる

アトピー性皮膚炎やアレルギーの諸症状を持つ人に、「アレルゲンは何ですか」と尋ねると、ダニと答える人がとても多くいます。

食物や花粉がアレルゲンとなっている人でも、ダニやハウスダストにも反応する人が多く、ダニ対策にも悩んでいるようです。

ダニは目に見えないので、いろいろなことをやっても、なかなか結果や満足が得られず、これでもかこれでもかと努力をし続けてしまうことになりがちです。

そうじ、洗濯に奔走し、タンスや床下などに防ダニシートを敷いたり、布団やシーツ、じゅうたんやソファーまでが防ダニ製品で家の中を埋めつくしてしまうこともままあります。

防虫剤のほとんどが農薬を使用

気にかかるのは、それらの製品の多くに農薬が使用されていることです。

「夏に使う防虫マットや、押し入れの防虫シートには、農薬が使われている」と聞けば、ああなるほどと思うのですが、まさか布団やシーツ、ときには畳にまで使われているとは考えづらいものです。

これらの家庭内農薬のほかにも、植木を長持ちさせる薬液、ゴキブリとりの薬など、たくさんあります。

これらのものは、野菜などに残留して食べてしまう農薬の危険度と比べると、同程度か、あるいはそれ以上の危険があるといわれています。

食べ物の中にも、室内にも、直接肌にふれるものにも同様の薬剤が存在する状態で、なおかつそれがどの程度身体に吸収されているかわからないというのは、とてもおそろしいことなのです。

有害物質を含有する家庭用品の規制基準概要

有害物質	対象家庭用品	基準
塩化水素、硫酸	住宅用の洗浄剤で液体状のもの	酸の量として10％以下
塩化ビニル	家庭用エアゾル製品	検出されてはならない
メタノール	家庭用エアゾル製品	5％以下
4,6-ジクロル-7-(2,4,5-トリクロルフェノキシ)-2-トリフルオルメチルベンズイミダゾール（略称：DTTB）	おしめカバー、下着、寝衣、手袋、靴下、中衣、外衣、帽子、寝具及び床敷物、家庭用毛糸	30ppm以下 （試料1gあたり30μg以下）
水酸化ナトリウム 水酸化カリウム	家庭用の洗浄剤で液体状のもの	アルカリの量として5％以下
テトラクロロエチレン トリクロロエチレン	家庭用エアゾル製品 家庭用の洗浄剤	0.1％以下
トリス(1-アジリジニル)ホスフィンオキシド（略称：APO） トリス(2,3-ジブロムプロピル)ホスフェイト（略称：TDB） ビス(2,3-ジブロムプロピル)ホスフェイト化合物	寝衣、寝具、カーテン及び床敷物	検出されてはならない
トリフェノル錫化合物 トリブチル錫化合物 有機水銀化合物	おしめ、おしめカバー、よだれ掛け、下着、衛生バンド、衛生パンツ、手袋及び靴下、接着剤、塗料、ワックス、靴墨、靴クリーム	検出されてはならない
ヘキサクロルエポキシオクタヒドロエンドエキソジメタノナフタリン（別名：デイルドリン）	おしめカバー、下着、寝衣、手袋、くつした、中衣、外衣、帽子、寝具及び床敷物、家庭用毛糸	30ppm以下
ホルムアルデヒド	（1）おしめ、おしめカバー、よだれ掛け、下着、寝衣、手袋、靴下、中衣、外衣、帽子、寝具であって生後24ヶ月以下の乳幼児のもの （2）下着、寝衣、手袋、靴下及び足袋、かつら、つけまつげ、つけ髭又は靴下止めに使用される接着剤	(1) 16ppm以下 (2) 75ppm以下
ジベンゾ[a,h]アントラセン ベンゾ[a]アントラセン ベンゾ[a]ピレン	（1）クレオソート油を含有する家庭用の木材防腐剤及び木材防虫剤 （2）クレオソート油及びその混合物で処理された家庭用の防腐木材及び防虫木材	(1) 10ppm以下 (2) 3ppm以下

出典：厚生労働省医薬食品局化学物質安全対策室

アレルギー体質の人は身体が許容しなくなると、鼻水、頭痛、痒み、呼吸困難となって、信号を送ってくれますが、アレルギーを起こさない人は、許容を超えても自覚することができず、発ガンの危険や中毒の危険にさらされることになります。

アレルギー発症のシステムは身体を守る「免疫システム」なのだということを、ぜひ思い起こしてください。

水道水の塩素が皮膚に刺激を与える

水道水の塩素や発ガン物質などをとり除くという浄水器や、浄水という機能だけでなく、超酸性水やアルカリイオン水、深層水など、さまざまな水を精製する機器が人気を集めています。

この背景には、「水道の水がまずい」という味の問題だけでなく、「水道水の中に含まれている有害物質がこわい」

という問題意識もあるようです。

なかでも、塩素は皮膚に刺激を与えるため、アトピー性皮膚炎の人には切実な問題です。そこで、浄水器を使うということになるのですが、対策だけではなく、どうしてこんな水道水になってしまったのか少し考えてみましょう（浄水器については、あらためてP110参照）。

水道水の汚染は人の暮らしから

そもそもなぜ、水道水に塩素が残っているのでしょうか。

塩素はご存じのように、汚れた水を殺菌処理する薬剤です。汚染濃度が高ければ、投入する塩素の濃度は高くなり、その分、水道水への残留濃度も高くなります。

この「汚染」はふつうの暮らしから発生していることを忘れてはなりませ

ん。汚れは、合成洗剤の使用や食用油の処理のしかた、トイレの水の処理に問題があります。

生分解性が高く、自然界に残留しないような洗剤を選んだり、台所の使用済みの油を直接流しに流さないなど、日常的な工夫やトイレの浄化槽を合併式のものにして浄化能力を向上させることまで、さまざまな努力によって、機会をとらえて実行するような「水質」はよりよいものになります。

アトピー対策の延長線上として、こうした問題も視野に入れることが大切です。

アレルギー反応を補助・促進する物質

アレルギーと化学物質を理解する上で重要な視点が2つあります。

それは、原因となる化学物質そのものの素質を理解するというよりは、「化

学的作用のしかた」を理解する必要があるからです。

アレルギーを起こす補助的な物質をハプテン、促進する物質をアジュバントといいます。

ハプテン

ハプテンは、「分子量が小さいためそのものがアレルゲンとなって抗体を作るわけではないが、タンパク質と結びつくことによって、アレルゲンとなるもの」と考えられています。

食物として食べたタンパク質が、ある程度消化分解され、抗原抗体反応を起こさない状態になっていても、食物と一緒に摂取された食品添加物や残留農薬などの化学物質が、消化され小さくなったタンパク質に結びつきハプテンとして作用し、結果的にIgEの免疫センサーに反応してしまい、アレルギーを起こすという考え方です。

アジュバント

アジュバントと大気汚染とぜんそく発症の関係について、大学や国立環境研究所など、いくつかの研究機関による顕著な報告が出されています。

ディーゼル車の排ガスに含まれる顆粒粒子状物質がカーボンの性質を帯び、花粉などに吸着することで、花粉が人間の粘膜に吸著しやすくなるというものです。花粉だけでは起きなかったトラブルが、粒子状物質とくっつくことによってアレルギーがひき起こされるということです。

大気汚染の場合のアジュバントとなるのは粒子状物質ですが、室内空気汚染の原因となるさまざまな物質もアジュバントとなることが示唆されています。

アレルギー反応を捕捉するハプテンや反応性を促進するアジュバントについては、研究途上のことが多く、研究者によっても意見がわかれています。

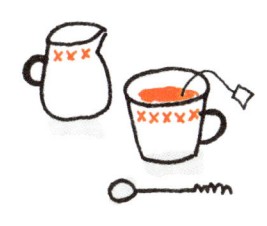

民間療法について

民間療法の注意点

　よもぎ、アロエ、熊笹、DHA、カミツレ（カモミール）、プロポリス、しそ油、ルイボスティ、にんにく、キチン・チトサン、γ-リノレン酸などの素材を使って、健康食品やジュース・治療薬、入浴剤などが市販されています。

　そのほかにもアルカリイオン水、酸性水、深層水、情報水、温泉などいろいろなものがあります。これらを使って、劇的な効果を得られる人もいれば、症状悪化が著しく、苦労した人もいます。

　また、専門医の間でも話題になり、臨床を積み重ねているものもあれば、賛否両論で決着をみないものもあります。

　適正でない価格、マルチまがいの販売方法で問題のあるものも多くあります。どうしても何かを試したいという人は、下記のことを守ることをおすすめします。

- 民間療法だけで治そうとするのではなく、その他に主となる治療を受ける。
- 民間療法について、主治医と話し合う。
- 民間療法は実験段階のものだという自覚を持つ。
- 金銭的なトラブルが起こらないよう、購入にあたっては、家族とよく話し合っておく。
- 自分に効果があったとしても、くれぐれも販売代理店にはならない。

民間療法にまつわる主な問題点

　一般的にみて、民間療法には次のような問題点がありますので、これらを十分認識した上で試すようにしましょう。

- 医師の治療を受けていて、医師に告げずに民間療法を試していると、症状が変化してもその原因や効果について判断しづらい。特に症状が悪化したとき、対処が困難になる。
- 販売者から発信される情報は「治った」というものに集中し、悪化して困ったという情報はなかなか出てこない。
- 一度悪化してだんだんよくなるという説得が多く（めんげん反応という言葉がよく使われます）、身体に合わずに症状が悪化していてもそのまま我慢してしまい、治療を遅らせることになってしまう。
- 添加物や指定成分の表示だけでなく、原材料まで明記されているものは非常に少ない。症状が悪化してから、原材料や成分について質問しても「企業秘密だから」という理由で、内容が明らかにされないケースが目立つ。
- 有名な病院や医師、団体名をあげて、「その人たちが使っているから安全だ」という表現をする。責任を転嫁する表現にはくれぐれも注意が必要。

第4章

アレルゲン対策と対策グッズの選び方

グッズを上手に使って、アトピーに対処したい

グッズ選びは重要だけど、それがすべてでもない

アトピーと生活環境とは密接なつながりがあるため、生活環境を改善することや、そのためのグッズ選びがある程度必要になってきます。

この本の読者の中には、アトピーを治してくれるものを求めて大枚をはたいてしまった人も、数多くいらっしゃるのではないでしょうか。

アトピッ子地球の子ネットワークにもそんな人たちからの相談が多数寄せられています。

しかし、有効といわれたものが手に入ったからといって、即アトピーが治るわけではないことを、どうか理解してください。

グッズ選びは重要だけれど、一つひとつのものは治療を補足するものでしかありません。その家庭ごとに家の中の様子は違いますから、試行錯誤して工夫をするなかで、自分なりにそれを使いこなし、生活環境を改善していくことが何より大切ではないでしょうか。

新しいものを買わなくても、今ある暮らしのなかで工夫できることはたくさんあります。ここでは、新しいものを買う必要に迫られたときに、参考にしていただくためにグッズの選び方や手入れのしかたを紹介します。

人体と地球環境に優しいものを

アトピーの有無に関わらず、暮らしの中で最低限必要なものを選ぶときの条件があります。

それは、人体に優しい、地球環境にも悪影響を与えないもの、製造過程や廃棄までも考慮したものを選ぶということです。これは、めぐりめぐって次世代のアトピーを予防するという考え方に基づきます。

そんなことも、頭の片隅に入れて、日々の暮らしを点検してみてください。

普通のものが便利グッズ

●ばんそうこう、指包帯

・ばんそうこうを使うとかぶれてしまう人のために、かぶれないものがいくつか開発されています。そういったものを使っても痒みが出る人や、傷があちこちにあってばんそうこうを使うこと自体が苦痛な人は、指包帯、あみ包帯（筒状になっていて、ひじ用、膝用などがある）、伸びる包帯などを利用しています。

・あみ包帯や滅菌ガーゼなどは、薬局薬店だけでなく100円均一のお店でも販売されています。いくつものメーカーのものがあり、使い勝手も違います。赤ちゃんだったら、タオル、バスタオル、ガーゼ、靴下、帽子などもがありませんが、大人にとってしめつけの強いものが子どもにとっては適度なゆるみがあってちょうどよいものもあります。

・さわらないようにガードしたいとき、直接掻かないようにしたいとき、空気を遮断したいときなどに、あると便利なものだと思います。

●体温調節が苦手です

・アレルギー体質の人の中には、季節に関わらずいつも手足が冷えている人がいます。体温調節が苦手な人も多いので、スカーフ、バンダナ、ショール、膝かけ、カーディガン、薄手のパーカー、はおるタイプのベスト、などさまざまなものを使って、着たり、脱いだり、重ね着したり、色々な工夫をして体温を調節し、健康管理に役立てていきます。

体温調節に役立ちます。

●温度差対策

・ぜんそくや鼻炎がある人の中には、乗り物や建物の中と外の温度差や朝晩の温度差についていけず、不調になってしまう人もいます。季節の変わり目などで大きく気温が変わるときに日常的な移動に伴う温度差が、いつもよりつらいと感じることもあります。そんなときは、マスクやミニタオル、ショールなどを使って、口や鼻をカバーしたり首まわりの保温に努めて、ある程度やり過ごせます。あめをなめたり、水分を補給することも役立ちます。夏に温かいお茶で冷えすぎを予防したり、暑いのに上手に汗をかけないときに冷たいものを飲んで冷やせるように、保温性のある（できれば小さくて軽い）水筒を持っていると便利です。

家の中の ダニ、カビ、ハウスダスト対策

ちょっとした工夫で効果を上げる

1 そうじしやすいように家具を配置しましょう

家具と壁の間にはすき間を
家具の後ろにそうじ機のノズルをさし込めるように、家具と壁の間は5～10cmあける。

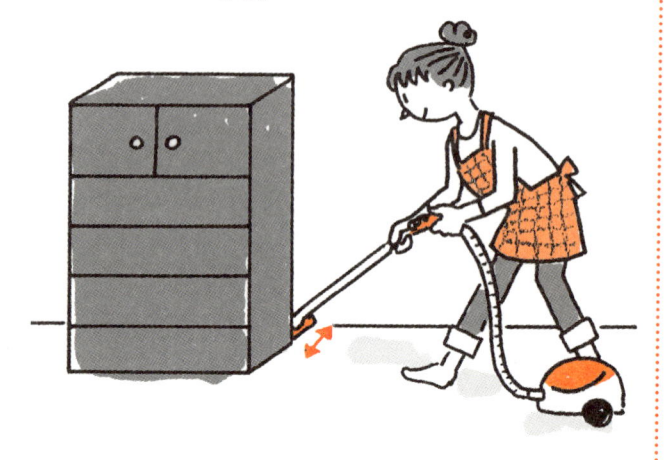

家具の上はすっきりと
ホコリのたまり場所となるような細かいものを家具の上にたくさん置かない。

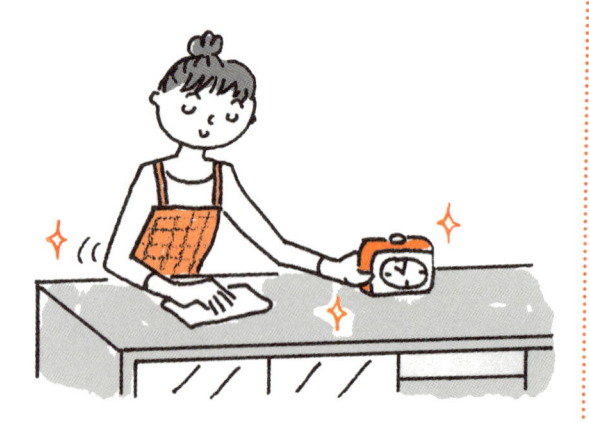

風の通り道をふさがない

家の中の風の通り道をよく確かめて、風をさえぎらない位置に家具を置くようにする。

押し入れの中はそうじしやすく

押し入れの中に収納家具を入れるなら、キャスターがついて移動が楽なものに。そして定期的に押し入れの中をそうじする習慣を。

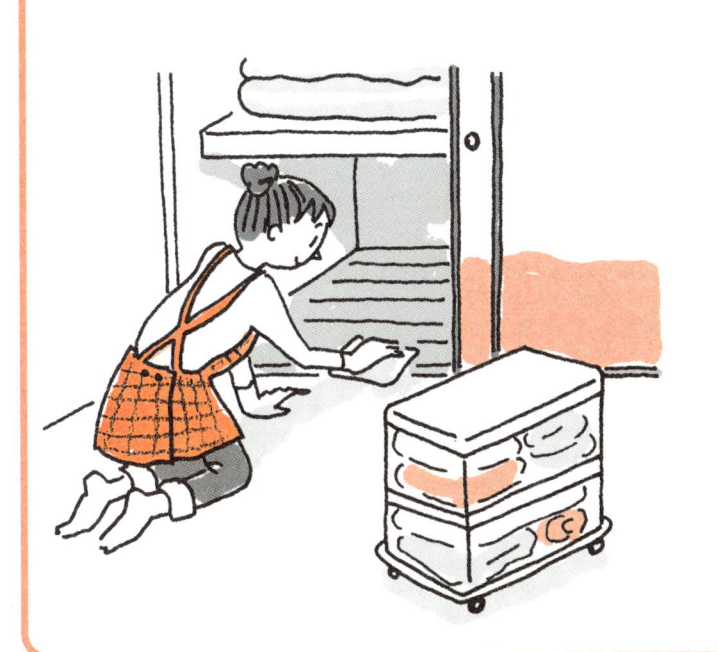

2 空気交換をしましょう

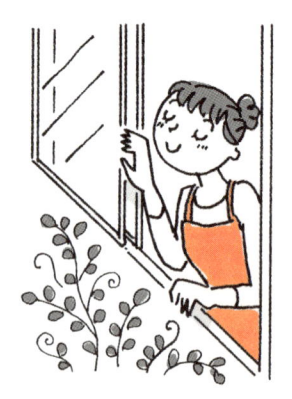

毎日、換気を心がける

真夏、真冬は換気を忘れがちになるが、真夏のじりじりした暑さや、真冬の畳がひんやりするような寒さを家の中にとり入れる。そのためには、1日1時間ほど家中の窓を全部開け放す時間を作りたい。また、これ以外にも1時間に一度ほど窓を開けて換気を心がけたい。

押し入れの中にも風を通す

押し入れも空気がこもらないように、意識して開け放す時間を作りたい。また、起きてすぐ布団をしまい込まず、一度風を通して熱気をとってからしまうとよい。

窓を開けたくないときは？

砂ぼこりが舞うような日や、花粉症があって季節によっては窓を開けたくないという場合は、首ふりの扇風機を天井に向けて回しながら、換気扇を回すと、天井にたまった熱気を外に追い出せる。また、空気清浄機も効果的。

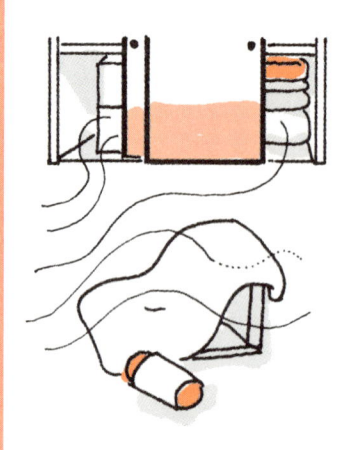

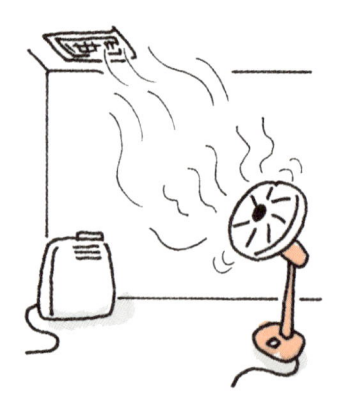

3 湿気を残さないようにしましょう

水分はふきとる

キッチンやバスルームに残った水分はふきとるのが一番。といっても、バスルームの壁や床などを完璧にふきとるのはけっこうたいへんなので、無理をせずに。

その日の湿気はその日のうちに追い出す

調理が終わったあとのキッチンや入浴後のバスルームの湿気は、放置しておくと隣接する部屋や押し入れにいってしまうことがあるので、換気扇や扇風機を使って追い出す。

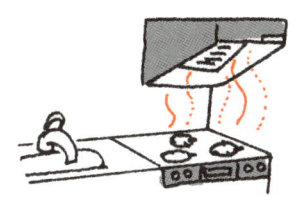

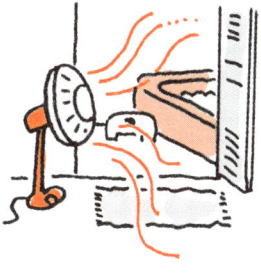

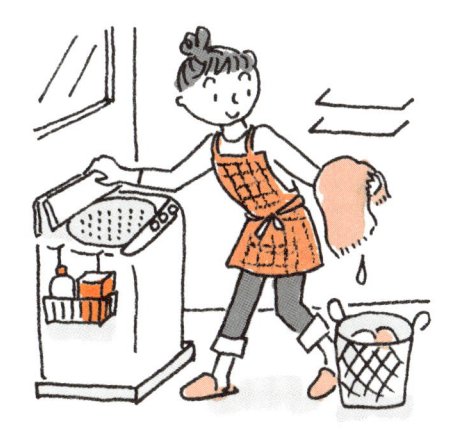

ぬれたバスタオルや足ふきを放置しない

湿気を帯びたバスタオルや足ふきはそのままにしないで洗濯機に入れ、ふたをするというだけでも湿気はだいぶ違ってくる。

4 カビはすみやかに除去しましょう

カビの発生しやすい場所は？

キッチンのシンクの下、バスルームの床や壁、置いてある小物類、押し入れの中、室内の植木鉢、エアコンのフィルター、たんすの裏、壁紙の内側、げた箱の中、そうじ機の中など。

エアコン
げた箱
押入れ
バスルーム

カビが発生したら？

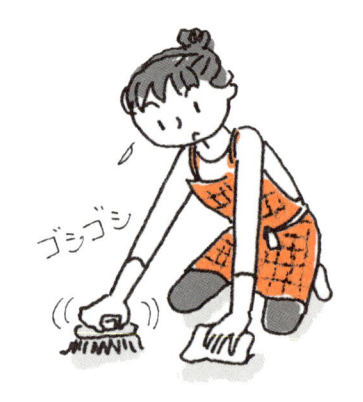

換気をしたり、ふきそうじをしたりしていてもカビが発生してしまったときは、カビの胞子が飛び散らないようにできるだけ早くふきとった後、ドライヤーなどの熱風でかわかす。たわしなどを使って洗い、ふきとる。

ゴシゴシ

市販のカビ除去剤はなるべく避ける

カビをふきとるときは、できればアルコールを使うか、ヒノキなどを加工した自然素材の抗菌剤を使うように。ぜんそくがあり、強い臭気に弱い人のいる家庭では、市販のカビ除去剤の使用は避ける。

アルコールかヒノキなどの自然素材
シュッ

96

5 ダニが繁殖しない環境を作りましょう

ダニのいやがる環境とは？

夏は適度に暑く、冬は適度に寒い暮らしを。ダニは人が居心地よく感じる温度を好むので、冷暖房で1年中快適温度を維持するというのではなく、適度に暑かったり、寒かったりしたほうがいい。湿度が高かったら換気も必要。

家電のダニ退治機能を過信しない

生きているダニだけでなく、その死骸やフンもアレルゲンになる。ホットカーペットやそうじ機などには高温処理や高速集塵でダニを殺す機能（ダニ退治機能）がついているものもあるが、死骸やフンは残るので絶対安心というわけではない。

ダニの好物を断つ

床に落ちた食べカスや人間のフケなどがダニのエサになる。そうじや洗濯は、ダニ対策のためにも必要。

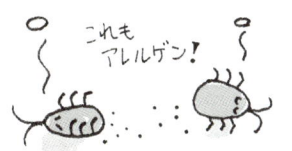

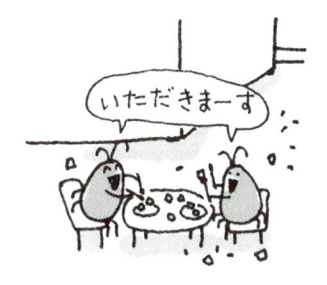

その他、ダニのすみかになりやすいものは？

ぬいぐるみ、カーテン、布張りのソファなどもダニのすみかになりやすいもの。使わなくてすむものは使わないようにしたり、素材の違うものを探すなど工夫を。

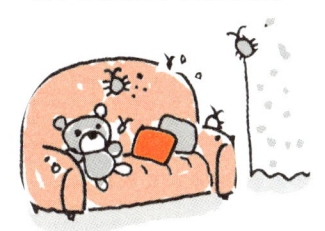

カーペットはできれば使用しない

カーペットはダニの格好のすみかになりやすいので、なるべく使用しない。やむなく使用するときは手入れを万全に。

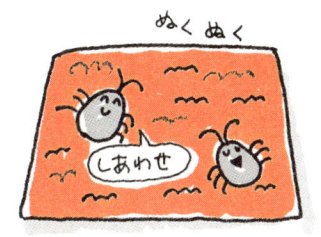

そうじ機

そうじ機のタイプ

商品	特徴	メーカー
長軽ホース	そうじ機本体を部屋の外に出して使用する延長ホース。	アズマ工業（株）
アトピットローラー	布団の吸いつきを抑えるローラーで、各社のそうじ機に装着できる。	三洋電機（株）
オキシジェン	水で洗うだけで、機能が回復するHEPAフィルター。	エレクトロラックス・ジャパン（株）
サイクロン式そうじ機	ごみを遠心分離するサイクロン方式で紙パック不要。。	ダイソン（株）

そうじ機でダニ対策をするには

そうじといえばそうじ機がすぐに頭に浮かぶぐらい、そうじ機は私たちの生活に欠かせないものです。

そのそうじ機でダニ対策ができるので、いろいろなメーカーがこぞって「ダニ対策商品」を出しています。

これらの商品を機能別に大きく分けると、

① 排気微粒子に考慮したもの
② アタッチメントに工夫したもの
③ 吸引力に配慮したもの

となるようです。

以前はダニ退治機能といって、吸い込んだダニを高温で殺す機能のあるそうじ機が登場したからです。

しかし、ダニを殺しても、その死骸の処理ができなければ、ダニ対策は万全とはいえません。死骸もまた、アトピーをひき起こす要因だからです。

したがって、次ページにあるようなそうじ機自体の手入れが重要になってきます。

● 排気微粒子を考慮

通常のそうじ機の難点は、吸塵（きゅうじん）したホコリを完全にそうじ機内にとどめておくことができず、微粒子ほどの細かいホコリを再び排気口から室内にまき散らしてしまうことにあります。つまり、床はきれいになっても、空気は汚れてしまい、そのためそうじ機をかけ

るときは窓を開け放す必要があります。この問題を解決したそうじ機として は、吸塵したホコリを再び室内にまき散らさないための処理をするタイプのものがあります。また、そうじ機本体を屋外に出してしまえば室内の空気は汚れないので、通常の何倍も長いそうじ機ホースも売られています。

● アタッチメントの工夫

ダニを吸いとりやすいように工夫されたアタッチメントもいろいろ売られています。

特に、布団やカーテンなどにそうじ機をかけるときに効果を発揮します。

● 吸引力と消費電力

何種類かカタログを見くらべてください。吸引力の強いものがダニ対策に有効ですが、吸引力の高いものは消費電力も高く、そうじ機自体も高価です。

値段と経費の折り合いがつくものを探してください。

商品選びの際に気をつけたいこと

まず、使い勝手が自分のライフスタイルに合っているかどうかよく考えましょう。価格は高すぎないか？ 階段を上がるのに重すぎないか？ などをチェックします。

特に、飛び抜けて高価なものを選ぶ場合、必ず次のことを確認しましょう。

・機能と価格が見合っているか？
・販売方法に問題はないか？（ときに、マルチ商法で売られているものもあるので注意）
・自分が本当に使いこなせるか？
・アフターケアは大丈夫か？（日本の代理店が販売する海外製品の中には、代理店契約が終了した後のアフターケアがなくなるものもあるので注意）

そうじ機の手入れを忘れずに

ごみパックはこまめに捨てる

ごみパック式のそうじ機は、パックがいっぱいになる前に捨てること。そうじ機内でダニがいっぱいになるのではないかと心配な人は、毎回処理するとよい。
また、パックを処理したあとも、そうじ機内に残る綿ボコリはとり除く。

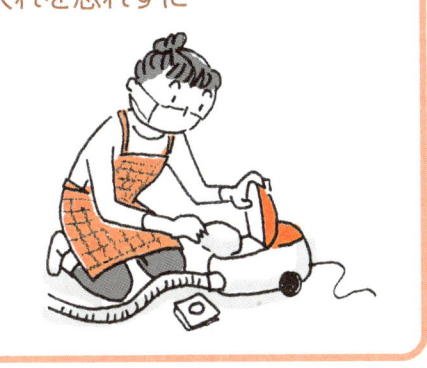

洗濯用の洗剤

粉せっけんと合成洗剤はどこがどう違うか?

洗濯用の洗剤を成分によって大きく分けると、粉せっけんと合成洗剤に分けられます。

粉せっけんというのは、純せっけん（天然油脂にアルカリを加えて作った脂肪酸ナトリウム、脂肪酸カリウムのこと）に助剤（洗浄力を強める物質）として炭酸塩やケイ酸塩を添加したもののことです。一方、合成洗剤というのは、石油から合成されたLAS（直鎖アルキルベンゼンスルホン酸ナトリウム）や高級アルコール系などが主原料で、助剤として、蛍光増白剤、酵素などの化学物質が使われています。

粉せっけんというと、液体洗剤以外の洗剤を指すと思っている人も多いようです。たしかに、形状からいえば、合成洗剤も「粉せっけん」といえます

粉せっけんの表示例

家庭用品品質表示に基づく表示	
品　名	洗濯用せっけん
用　途	綿・麻・レーヨン・合成繊維用
液　性	弱アルカリ性
成　分	純せっけん分（61％） 脂肪酸ナトリウム 炭酸塩

合成洗剤の表示例

家庭用品品質表示に基づく表示	
品　名	洗濯用合成洗剤
用　途	綿・麻・レーヨン・合成繊維用
液　性	弱アルカリ性
成　分	界面活性剤（39％） 直鎖アルキルベンゼン系 アルファスルホ脂肪酸エステルナトリウム 脂肪酸ナトリウム（純石けん分）、 アルファオレフィンスルホン酸カリウム アルミニけい酸塩、炭酸塩、酵素配合、蛍光剤配合

が、ここでいう粉せっけんとは、合成洗剤ではない純せっけんで作られたものの総称と考えてください。

ちなみに、テレビCMなどでおなじみの大手メーカーの洗剤は合成洗剤です。

さて、アトピーと洗剤との関係ですが、首まわりに小さい水疱(すいほう)を伴う湿疹ができている人や、皮膚が割れて痛くてなかなか治らない人の中には、治療と並行して合成洗剤から粉せっけんに変えると、驚くほど成果のあがる人がいます。今、合成洗剤を使っているのであれば、粉せっけんを試してみる価値はあると思います。すすぎ残りが皮膚に影響しないよう、二度すすぎすることも大切です。

粉せっけんはどうやって選ぶ?

粉せっけんを選ぶときは前ページの表を参考に内容成分を確認して購入しましょう。

「地球に優しい」とか「低刺激性」というような、いかにもよさそうなキャッチフレーズがパッケージに書いてあるものもありますが、こうしたものの多くは合成洗剤で、成分も他の合成洗剤として変わっていないことがあります。

粉せっけんの個性を理解して使う

洗濯の際、合成洗剤を使い慣れていると、粉せっけんを使い慣れるまでは、例えば、「においが気になる」「すっきり白く洗い上がらない」「洗濯機の水になかなか溶けない」などの不便さを感じるかもしれません。

まず、においや溶けの悪さについては、商品によって違いがありますので、いくつか試してみることをおすすめし

ます。粉せっけんが溶けにくいときは、洗面器などの中で溶いてから使うとよいでしょう。また、合成洗剤の中には、蛍光増白剤の力で洗濯物を白くしているものもありますが、粉せっけんは漂白していません。見た目は粉せっけんの洗い上がりは汚く感じますが、汚れや脂は分解しています。

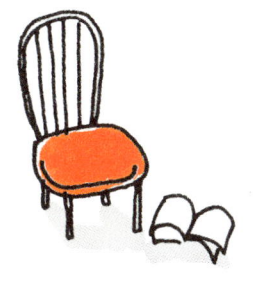

どうしても汚れが落ちにくいものは、つけ置き洗いをしたり、部分的に手でもみ洗いをしてみましょう。また、すすぎ残りがあるとにおいがする場合もあるので、ていねいにすすぎをします。

合成洗剤のはなし

★問題点
（1）合成洗剤に使われている界面活性剤は人の皮膚に対して浸透性が高い。
（2）LAS＊、高級アルコール系＊など、合成に使われるさまざまな化学物質の中には毒性の高いものがある。
（3）蛍光増白剤を使って漂白しているものがある。
（4）分解性が低く、泡やにおいは消えても水の中にいつまでも成分が残ってしまうため、水質汚染の原因にもなっている。

> ＊LAS（直鎖アルキルベンゼンスルホン酸ナトリウム）
> タンパク変成作用、皮膚障害性があります。催奇形性（お腹の中の赤ちゃんの器官形成に対する悪影響など）がいくつかの動物実験で確認されています。
>
> ＊高級アルコール系（アルキルエーテル硫酸エステルナトリウム＝AES）
> 分解しにくいため、環境への影響が懸念される。製造過程でジオキサンという発ガン物質が副生混入するため、ヨーロッパでは警戒されています。

★相談事例
Q：洗剤で肌がカサカサに（2歳の女児のお母さん）

「生まれたときから全身がカサカサしていました。冬になるとさらに皮膚が乾いてボリボリ掻くような状態だったのですが、いつの間にか掻き傷が消えなくなりいつも痒く、日によっては傷が赤く盛り上がるようになってきました。皮膚科に行くとステロイド入りの軟膏を塗るように言われました。でも傷が消えることはなく薬を塗っても塗らなくても変わらない感じがします。

ベビー雑誌のアトピー性皮膚炎特集の記事を見ると、洗濯、そうじ、ダニ対策のことなどが書いてあるけれど効果はあるのでしょうか？」

A：洗剤が刺激になることもある

「すべての人に洗濯、そうじ、ダニ対策が有効」ということではないと思うのですが、医師からの具体的指示があればそれを実践するとよいと思います。特に指導がない場合は、できる範囲で工夫してみるといいですね。皮膚がカサカサで治りにくい人の中には、衣類に残った洗剤が皮膚の刺激になっていることがあるので、ためしに洗濯のときのすすぎを2回やるようにしてはどうでしょうか？」というようなお話をして、皮膚科医に相談するようにすすめて電話を切りました。

数カ月後にまた電話をいただきました。お母さんは、とりあえず2回すすぎを徹底してやり、お風呂で使うせっけんやシャンプーも皮膚に刺激の少ないものを選んだり、自分なりに考えて「皮膚の刺激をなくす」ことを考えて実行したのだそうです。結論からいうとカサカサ傷だらけだった状態がすっかりよくなり、大喜びといったところでした。私たちもその変化にとても驚きました。

寝具

布団を選ぶときは、商品を比較検討して

布団は、中綿と外側の生地の組み合わせでいろいろな商品が出ています。

その特徴は、ぜんそくに対応したもの、アトピー性皮膚炎に対応したもの、化学物質を排除したもの、アレルゲンテストを行なったものなど、いろいろあります。

ダニ対策などを意図して、医師から布団の購入をすすめられることもありますが、布団を買ったから必ず治るというものではないことを忘れないでください。

ネーミングがうまいため、商品名を見ただけで、いかにもアトピーが治りそうなものもありますが、どうか名前にまどわされないようにしてください。

布団を選ぶときに心得ておきたいこと

どんな布団を買っても手入れは必要であるということを忘れないようにしましょう。アレルギー用に素材が工夫されているとしても、それを過信して、手入れをしなければ、ふつうの布団を使っているのと同じになってしまいます。

また、本当に布団による効果を期待するなら、同じ部屋に寝るほかの人の布団にも配慮が必要です。

価格が高いものが優れているとはかぎらないので、いろいろな製品をじっくり比較することが大切です。

どんな製品にも長短がある

どんな優れた製品にも、必ずメリットとデメリットがあることを頭に入れておきましょう。

例えばオーガニックコットン（無農薬有機栽培の綿）の製品でも、ポストハーベスト（収穫後の農薬使用）の心配が残るものもあります。普通のコットン80％とオーガニックコットン20％を合わせて製品にし、オーガニックを全面に表現して販売しているものもあります。品質に期待するときは商品の説明をよく見て確かめる必要があります。

また、肌に優しい綿素材のものは、ポリエステルに比べ、ダニのエサになりやすいものです。洗濯をきちんとすることは欠かせません。

アレルギー対策布団のいろいろ

	製品名	特徴	会社名
アレルギー対策用布団	オーガニックコットン和ふとんシリーズ	生地、中綿、縫い糸、とじ紐、オーガニックコットン100％、殺菌消臭、脱臭	(株)パノコトレーディング
	クリニックふとん	中綿：ケパックα　外生地：アンテルⅡ	(株)カービックジャパン
	ピューリスト	中綿：長繊維綿　外生地：ミクロガード	ヤサカ産業(株)
	アレルギークリアふとん	中綿：綿70％、ポリエステル30％ 外生地：木綿高密度織、接着剤不使用	(有)山清環境アレルギー研究所
	ハートオーガニックふとん	中綿：オーガニックダウン、オーガニックフェザー 外生地：オーガニックコットン	(株)ハート
	ドクターヌーブ	中綿：綿 外生地：綿（定期的丸洗いサービス）	ドクターヌーブアネスト
中綿	ケパック	忌避剤使用（第四級アンモニウム塩）	東レ(株)
ふとんカバー、シーツ	ラモルフェ	綿、ノンアレルゲンと確認された加工剤を使用	シキボウ(株)
	ビアブル	綿、超長綿（スピーマ）を使用した高密度織物	(株)ビアブル
	ミクロガード	超極細繊維の緻密織物	帝人(株)
	アレルギークリア	高密度繊維　綿100％	(有)山清環境アレルギー研究所
	バイセクト	忌避材アニンセンCBP（食品や化粧品の保存剤）	日清紡テキスタイル(株)
	アンテルC	超高密度繊維　ポリエステル85％、木綿15％	東レ(株)
	プルマノヴァアンチアレルギーカバー	通気性のある微細繊維 ポリエステル70％、ポリアミド30％（敷き布団） ポリプロピレン100％（掛け布団）	ドイツメディテック社

密度の高い繊維を使った布団はダニが布団に入り込まないという利点がありますが、通気性は悪くなりますので、干す回数を多くするなどの配慮が必要です。

肌ざわりという点からも、密度の高い繊維のものは、冷たいと感じることがありますし、また、汗をかいたときに肌に貼りつく感じがすることもあるようです。

毛布は洗える綿毛布がよい

ウールやアクリルの毛布より、毛足が短く頻繁にザブザブ洗える綿毛布がよいでしょう。

冬は綿毛布では寒いという場合は、厚手の綿毛布を数枚重ねて使うとだいぶ暖かくなります。

布団のお手入れ法

❶シーツは定期的にとり替え、洗濯する。

❷天気のよい日は、布団を日光にあてて風を通し、干し終わったら布団に直接そうじ機をかける。

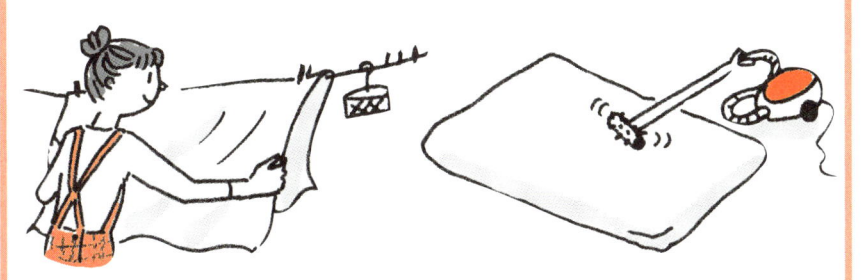

❸夏は干したあとの布団に熱気がこもるため、よく冷ましてからしまう。

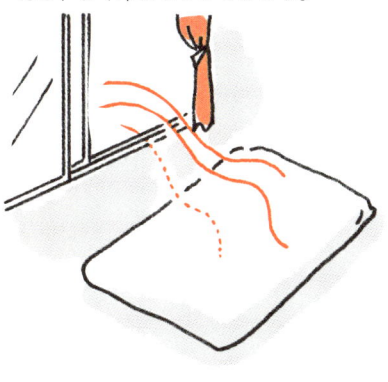

❹梅雨の時期や共働き家庭などで、なかなか布団が干せないときは、布団乾燥機を使う（乾燥機をかけて外出するときは、布団の湿気や乾燥機の熱気が室内にこもるのを防ぐため、できれば換気扇をつけっぱなしにしておく）。

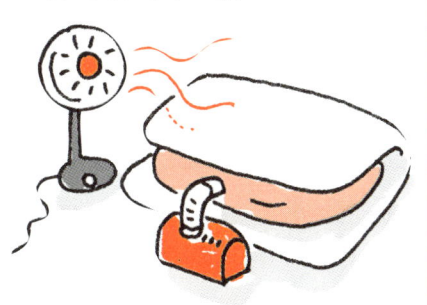

＊干せないとき
いすを2つおいてその上に布団をおく。

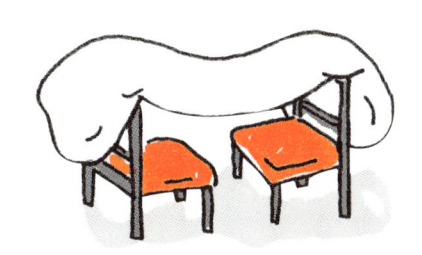

肌着・その他の布製品

肌に優しい肌着はある

アトピー対策用の肌着としていろいろな商品が販売されていますが、その

手袋・サポーター

製品名	特　徴	メーカー
アレルキャッチャー	金属フタロシアニンカルボン酸が、アレルゲン物質を吸着。手袋、サポーター、下着、布団等	ダイワボウノイ（株）
ドクターミトンかゆいっこ	抗菌防臭線維「キトポリィ」で作ったミトン。就寝時のひっかき防止用。乳児用〜大人用まで3サイズ。	日本パフ（株）

うちのいくつかをアトピッ子地球の子ネットワークでモニターしてみたことがあります。

結果はというと、残念ながら症状そのものをよくするような画期的な成果は、今のところ確認できていません。

ただし、なんらかの治療を行なって症状を抑えたあと、再び症状を起こさないために、皮膚に無用な刺激を与えないものとして使用すると、いずれも効果が期待できます。つまり、肌に優しいという点では評価できるといえるでしょう。

なかでも、アレルゲンテスト済みのものやオーガニックコットン（無農薬有機栽培の綿）は、まず安心して選べる点で優れています。また、せっかく

皮膚に刺激が少ない肌着を買っても、それを合成洗剤で洗ってしまっては意味がありません。肌に優しい繊維を選ぶということは、肌に優しい洗剤を選ばねばならないということになります。

新しく開発された包帯や手袋

アトピー性皮膚炎の症状がある人は皮膚のバリア機能が低下しているため、症状のない一般の人にとっては何の影響もない常在菌に対しても影響を受けてしまうことがあります。また、皮膚の湿度を保ったり薬の効果を高めるために、日常的に包帯や手袋が必要な人は、いつもこれらの洗い替えや滅菌に手がかかっています。上の表で紹介した包帯や手袋は、滅菌やアトピー性皮膚炎治療を考慮して作られているものです。

肌着の取り扱い方

❶買ったばかりの肌着は、袖を通す前に必ず洗濯して、のりづけなどを落としておく。

❷できれば合成洗剤ではなく、粉せっけんで洗濯する。柔軟剤も使用しない（粉せっけんなら、柔軟剤を使わなくても仕上がりがやわらかい）。

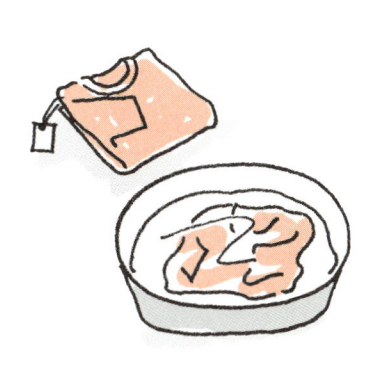

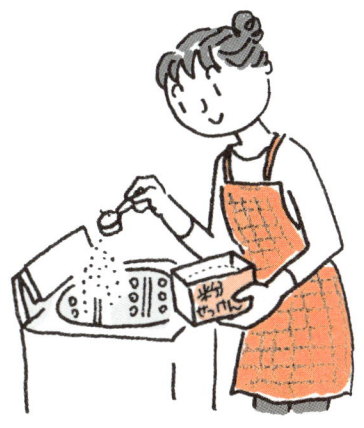

❸洗濯の際は、すすぎ残しがないように注意する。

❹タンスの引き出しにしまうときは、防虫剤ではなく、シダー（アメリカ赤スギ）やヒノキなどの間伐材の木片（自然食ショップや生協などで入手できる）を使う。防虫剤は低毒性のものでも、引き出しに入ったままになると、高い濃度で充満し、毒性が心配される。

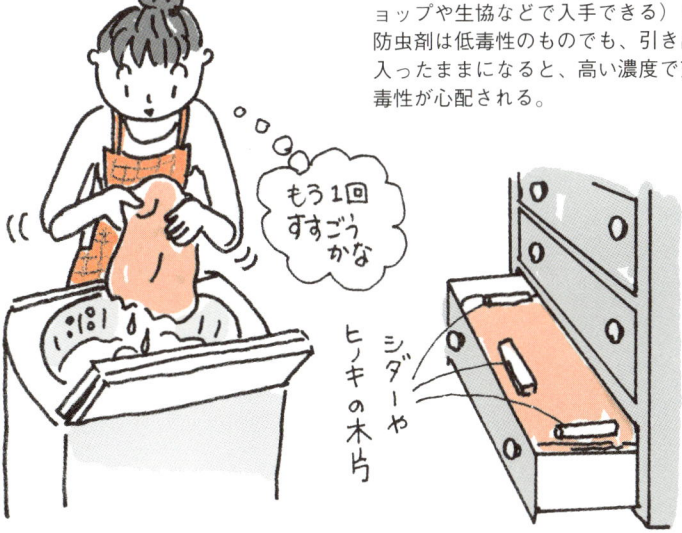

もう1回すすごうかな

シダーやヒノキの木片

化学物質過敏症対策

市販されている空気清浄機エアイーサー

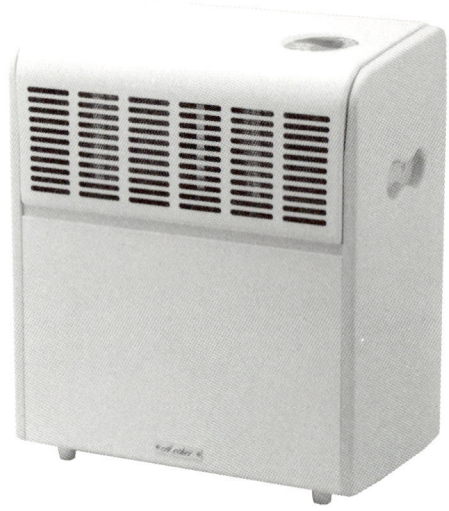

市販されている家庭用の空気清浄機には2つのタイプがあります。

① チリやにおいをフィルターでつかまえる「フィルター方式」
② 除菌イオンを放出してダニ、ウイルス、カビ菌などをイオンで分解・除菌するフィルター＋イオン方式

また、花粉などの集塵に強いものや加湿機能がついたものもあります

※（株）レモン提供

現物を見てから買うようにしたい

アトピー性皮膚炎にしても、ぜんそくにしても、症状が顕著にあらわれているときに室内の空気が汚れていると、とてもつらい思いをします。

エアコンのフィルターにカビがついてしまったり、扇風機や換気扇にホコリがたまったままでいたりすると、空気は汚れます。これらの機器の手入れは、頻繁に行なうようにしてください。

症状が重いときや、換気を十分に行なえない事情があるときは、空気清浄機を使用するとよいでしょう。多種類ありますから、パンフレットをとり寄せて比較し納得のいくものを選びましょう。

消費電力が大きいものや、音が大きいもの、振動が気になるもの、においがするものなどもありますから、でき

108

オーガニックコットン製品

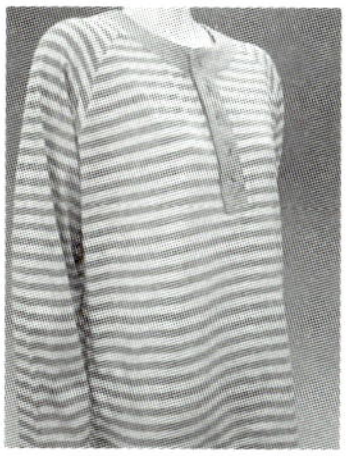

● 肌触りのよいジャージパジャマ

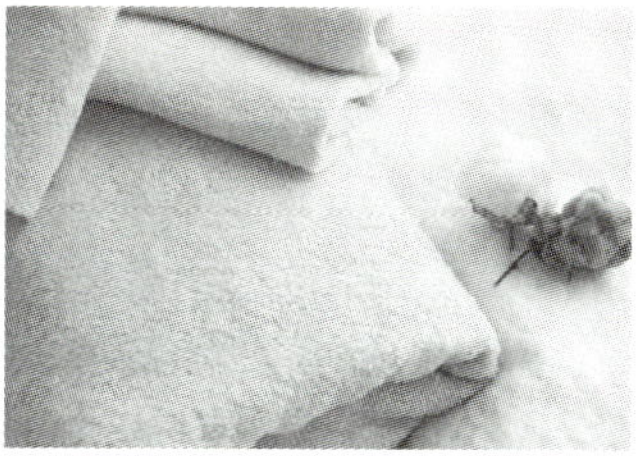

● エアリータオル

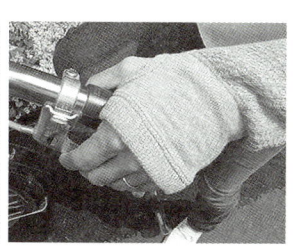

● 日焼けを防止するドライビンググローブ（指なし）

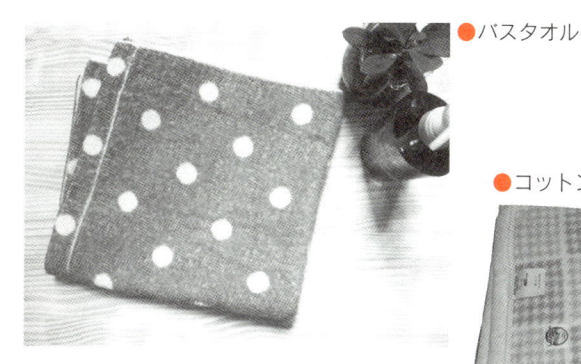

● バスタオル　ドット柄

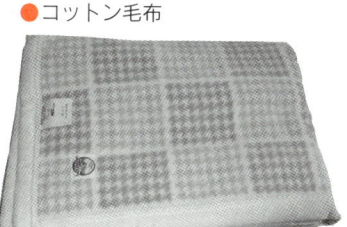

● コットン毛布

※すべて（株）パノコトレーディング提供

肌着、布製日用品類

化学物質過敏症対策が必要な人にとって、高性能の空気清浄機は命を支える必需品ですが、電磁波が強く出るタイプのものは使用することができないことが多いようです。

また、農薬の影響を受けていないオーガニックコットンも必需品となっている人がたくさんいらっしゃいます。エコロジーブームに乗って、たくさんの種類が販売されるようになったオーガニックコットン製品ですが、表示をよく見ると（綿80％、オーガニックコットン20％）と含有率が示されているものもあります。パノコトレーディングの商品は、化学物質過敏症の人にも多く愛用され定評があります。

れば、現物を見て選びます。

第4章　アレルゲン対策と対策グッズの選び方

水道水の塩素対策用品

塩素対策ができるシャワーヘッド

	製品名	特　徴	メーカー
シャワーヘッド	脱塩素シャワー トレシャワースリム	ろ材　繊維状活性炭（1日80L使用で交換目安5カ月）	東レ(株)
シャワーヘッド	脱塩素シャワー ピュアピュアⅡ	ろ材　亜硫酸カルシウム・不織布（1日80L使用で交換目安4カ月）	三菱レイヨン・クリンスイ株式会社
シャワーヘッド	ビタCシャワー	ろ材　ビタミンC（1日60L使用で交換目安3カ月）	TOTO(株)
風呂用	風呂用浄水器 アクアセンチュリー・レインボー	ろ材　粒状形成活性炭（ろ材交換目安　1年）	(株)ゼンケン

浄水器

浄水器と一口にいっても、塩素除去を主目的としたものだけでもたくさん出ています。

消費者センターや市民団体が、その効果や安全性をチェックしています。それらを参考にして、上手に選択してください。また、次の項目なども参考にしてください。

● 費用は高すぎないか。
● フィルターをどのくらいの頻度で換えるのか。
● フィルターなど継続的にかかる費用は適正か。
● 販売会社の継続性に問題はないか（長期間継続したメンテナンスが期待できるかどうか）。
● メーカーが提供する「塩素除去の能力に関する基礎情報」は根拠のあるものか。
● マルチ商法で販売されていないか。

シャワーヘッド

数年前には「キッチンの水道には浄水器をつけたし、お風呂も循環装置をつけたから、塩素対策はできたけれど、シャワーを使うと塩素対策ができない」という相談を受けることが時々ありました。

しかし、最近では塩素対策のできるシャワーヘッドの広告を見かけるようになり、種類も豊富になりました。何種類か販売されていますので、パンフレットなどで調べ、比較検討した上で使ってみてください。

暖房器具

理想の暖房器具はどんなもの？

暖房器具には、石油ストーブ、電気ストーブ、ガスストーブ、オイルヒーター、エアコン、床暖房など、さまざまなものがありますが、室内の空気を汚さず、空気を撹拌（かくはん）しないものが理想です。

気道が過敏な人や花粉症がある人の中には、石油やガスなどの燃焼によって症状が悪化してしまう人がいます。

また、エアコンの使用によって、室内空気が乾燥すると、粘膜が乾燥し、鼻炎やぜんそくを起こす人もいます。となると、電気ストーブやオイルヒーター、床暖房などがよいということになりますが、現実には、床暖房にするには費用がかかりすぎるとか、オイルヒーターだけでは寒いなどという問題もあります。

現実と理想の間で、症状と折り合いのつけられる器具を選びとるようにするとよいでしょう。

フローリングの床は足元の保温対策を

ダニ対策としては「畳をフローリングに替える」とか「カーペットを使用しない」などということがよくいわれます。確かにこうした方が、たくさんの手間をかけるよりうまくいく場合があるので、この方法もまちがいではありません。

ただ、実際にこの両方を実践してみると、冬は足元がとても寒くなることに気づきます。室内の温度をかなり高くしても床が冷たいのです。

寒さが心配な場合は、無理に畳をフローリングにせず、畳のままで使用してそうじをきちんと行なうというのもよいかもしれません。

また、こたつを使用する場合は、こたつ布団にカバーをかけ、このカバーを定期的に洗濯したり、寝具の手入れと同様にこたつ布団にそうじ機をかけます。

少し費用はかかりますが、畳からフローリングにリフォームするとき、床暖房にする方法もあります。

震災支援の教訓①

日頃からの仲間づくりの大切さ

　阪神・淡路大震災の折、アトピッ子地球の子ネットワークは、いくつかの団体とともに、食物アレルギーの患者さんのための支援活動を行ないました。

　シーツやマスクなど、医療品に準ずるようなものから、肌着や水など、日常生活に不可欠のものまで、アレルギー用の食材を供給するメーカーだけでなく、さまざまなメーカーさんの協力を得て物資を調達し、運搬、配布しました。

　震災から1年数カ月たった時点で、いくつかの市民団体の方々と、それまでの活動の反省とその後の支援体制づくりについて意見交換をする機会がありました。それぞれの活動の反省をふまえて、異口同音に述べられていた共通課題は、地域の仲間づくりが、いざというときとても役に立つので、地域のコミュニケーションをいかに作り上げていくかを今後考えたいというものでした。

　食物アレルギーの子どものいる家庭では、いざというときに備え、ひじき、するめ、こんぶなどのさまざまな乾物類や、雑穀のレトルトや、もち、いも類を保存し、一定期間がすぎるとそれを食べて新しいものを補っておくという方法が、現実味があるでしょう。

　しかし、食物が不足したとき、避難所へ行ってもアレルギー用の食を確保するのは非常に困難です。とりあえずは保存食料で急場をしのぐにしても、それ以降の中・長期的な食材の確保は、保健所や病院、メーカーなどの総合的な支援がなければ成り立ちません。

　そのようなときに、患者のみならず、患者の状況を理解し協力してくれる仲間づくりを日頃から試み、いざというときの支え合う仲間として互いに認識し合う人を、ひとりでも2人でも増やしていくことが大切なのではないかと思います。それは必ずしも患者同士ということではありません。児童館、公民館、福祉センター、保健センターなどの窓口の人に相談したり、それらの施設が企画する催し物に参加して友人を作るなど積極的な試みが大切です。

自宅にいるとなかなか入らない細かい情報

　支援活動の中でもう1つ印象深かったのは、支援や復旧の情報が、自宅にいるとなかなか手に入らなかったことです。

　大まかな情報は、新聞、雑誌、テレビなどで絶えず流されていますが、日々の日常に必要な細やかな情報は、保健所や市役所や大きな避難所に集まっていました。それらの場所の入り口や人の集まる場所の壁には、本当に必要な情報がたくさん、びっしりと貼られていました。

　ただ、災害が起こった当日は避難所に身を寄せるにしても、さまざまな状況からして避難所は小さい子どもが長い時間いるにはつらい場所です。混乱が長引くと自宅に戻ったり、遠方の知人や血縁をたよったりということにならざるを得ないようでした。

　自宅にいる場合は、近所の避難所へこまめに足を運び、情報をキャッチすることも必要です。

第5章 スキンケアをきちんとやろう

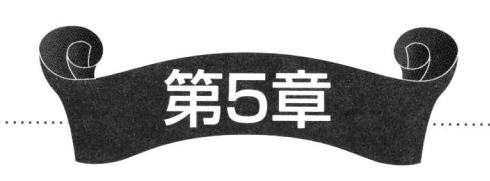

アトピー性皮膚炎とスキンケア

スキンケアで発症を防げるか？

アトピー性皮膚炎にとってスキンケアとは何でしょう？ 以前は、スキンケアは単に対症療法のひとつにすぎませんでした。なぜなら、アトピー性皮膚炎はアレルゲンが作用する病気だから、スキンケアをしたからといって発症を抑えることはできないと考えられていたのです。

しかし、最近では、スキンケアによってアトピー性皮膚炎そのものの発症をコントロールできるという考え方も支持されるようになってきています。

ところで、皮膚には左の図のようにいくつかのバリアがあり、外部からの刺激や病原菌、アレルゲンは容易に中に入り込めないようになっています。

アレルゲンに感作しやすいカサカサと乾燥した肌

しかし、いつもカサカサざらついているアトピー性皮膚炎の人の皮膚は、一番外側にある皮脂のバリアがない状態になっています。

アトピー性皮膚炎の場合、炎症を起こしている間は、皮膚が赤くなったり、ジュクジュクしたりしています。

しかし、そうではない状態のときにも肌がカサカサして粉をふいたようになっていたり、ときには皮膚の表面がひび割れたようになってしまいます。

このような「乾燥肌」は、アトピー性皮膚炎を起こしやすい「アレルギー体質」の人特有の肌の状態です。

そして、カサカサしているうえ、刺激を受けやすくなった皮膚は、とても

このような状態の皮膚が汗をかいてそのままにされたり、刺激の強い繊維の服を着せられたりすると、さらにダメージを受け、2番目の角質層のバリアもほころんでしまいます。

スキンケアで皮膚を健康な状態に保ち発症を防ぐ積極的な考え方です。

皮膚のしくみ

```
汗孔  顆粒層  皮溝 皮丘  毛孔
                              皮脂
                              （第1のバリア）
表皮
                              角質層
                              （第2のバリア）
真皮結合組織
                              基底層
                              （第3のバリア）
         汗腺      皮脂腺       毛細血管
皮下組織                        皮下脂肪
```

痒くなります。痒くてひっかくうちに3番目のバリアもダメージを受けます。こうなると、アレルゲンは容易に皮膚から浸入してきます。このような悪循環を断つために、スキンケアの必要性が出てくるわけです。

大切な皮膚のバリア

　アトピー性皮膚炎は、IgEの免疫が関与する型のアレルギーだけでなく、接触が主に影響するIV型アレルギーによっても起こります。

　皮膚の3番目のバリアあたり（基底層）は、IV型アレルギー反応と深い関わりのある、ケラチノサイトがあり、ランゲルハンス細胞やTリンパ球が活発に活動するところでもあります。

　このあたりまでアレルゲンがたどりつけば、I型のアレルギー反応は起こらなくても、IV型のアレルギー反応を起こす可能性が非常に高くなってきます。

　冷房や暖房のききすぎ、密閉型の住居など皮膚が乾燥しやすい生活環境や、皮膚刺激を助長するようなものがあふれている環境（合成洗剤、合成繊維、洗浄剤、塗料など）を振り返ってみると、IgEと関係がないアトピー性皮膚炎が増えているといわれるのもうなずけるような気がします。

保湿剤を上手に利用する

保温剤で痒みを抑える

アトピー性皮膚炎は、痒みが非常に強いのが特徴です。痒いからかく、そしてかきこわすことで皮膚が傷だらけになったり、場合によっては傷ついた皮膚についた黄色ブドウ球菌などの細菌によって、さらに症状が悪化することもあります。

ですから、症状を抑えるためには、痒みを抑えることが先決となるのです。痒みは、乾燥やちょっとした刺激がきっかけになって起こります。したがって、医師やスキンケア製品を開発している専門家も、痒みの対処法のひとつに保湿をあげます。実際に患者さんたちや家族の人たちに聞いても、「保湿する」「患部を冷やす」という答えが返ってきます。

人によっては、「冬の乾燥しやすい時期には、患部にさらしや伸縮性のある包帯を巻く」こともあります。これは、患部が刺激を受けないようにガードし、あわせて保湿効果も得ることによって痒みが起こらないようにするものです。

保湿剤を選ぶときは成分表示をよく見る

保湿剤は、医師が処方してくれるものもありますが、市販品もたくさんあり、どれを選ぶべきか、迷うところです（P118参照）。

がネーミングや宣伝などに頼らずに、とにかく自分の肌に合ったものを選ぶことが大切です。

また、皮膚に直接つけるものですから、着色料、保存料、安定剤など、多種多様な薬剤が使われているものは要注意です。

薬効を宣伝しているのに、成分が明記されていないものも、できれば使用を避けた方がよいでしょう。

外国の化粧品の例では、成分が表示されておらずステロイドが配合されて

いて、副作用が問題になったこともあります。ぜひ、成分表示を見るくせをつけてください。

クリームとローションはどう違うの？

同じ製品でも、クリームとローションの2タイプがある場合があります。いったい、何が違うのでしょうか？どちらを選べばよいのでしょうか？

専門家に尋ねたところ、形状がべっとりしているものとサラサラしているものの違いはあるが、決定的な違いは、「潤い効果の持続時間の違い」だということです。

つまり、短時間にたっぷり効果があるものがクリームで、長い時間をかけてゆっくり効き目があるものがローションというわけです。

どちらを選ぶかは、皮膚につけたときの感じの好みで選べばよいでしょう。

両方備えて、そのときの皮膚の状態や使用するときの状況によって使い分けるようにするのもひとつの手です。

なお、保湿剤を選ぶときには、必ずもの内側や二の腕の内側などで傷口のない場所に少量を塗り、痒くなったり、赤くなったりしないことを確かめてから使用するようにしましょう。また主治医に定期的に受診している

人は、治療薬とのかねあいについて医師に相談しましょう。

近年では、包帯をまいたりラップをまいて患部が空気にふれないようにして、薬などを使わずに治す方法を指導する医師もいます。自然治癒する力を信じて待つ方法として注目されています。

身体と自然治癒力

誰もが身体の内部に自然治癒力を持っていることを、東洋医学や気功、インドの伝統的な医療のひとつであるアーユルヴェーダなどではさかんに説いています。西洋医学でも、免疫や白血球や赤血球の働きなどとともに説明されています。

目に見えるものではないので、わかりづらいのですが、これらの働きは、どうやら心と身体のバランスと関係があるようです。

自然治癒する力を引き出すことは、アレルギーやアトピーをすぐに治すものではありませんが、外からのケアに対して相乗的に効果を発揮します。長い目で見るならば、非常に効率のよい方法だと思います。

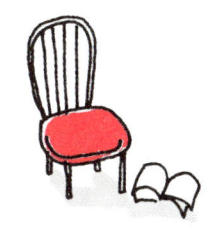

スキンケア用品

ローションやクリームは基礎化粧品で、保湿剤ではないと考えている人は多いと思います。しかし、商品に使われている原材料や保湿力の使用感を調べてみると、基礎化粧品の範疇のものでも、皮膚刺激の少ない安全な素材を用いて、優れた保湿力を発揮するものもあり、肌に合わない保湿剤よりもQOL（生活の質）の向上に役立つものがあります。

また、保湿剤と一言でいっても、身体の部位によっても使い勝手や使用感が異なることがあるので、皮膚が敏感な人は、原材料を確認しいろいろためしながら、自分の肌に合うものをみつけてください。

●アトピコ　オイルローション

●アトピコ　クリーム

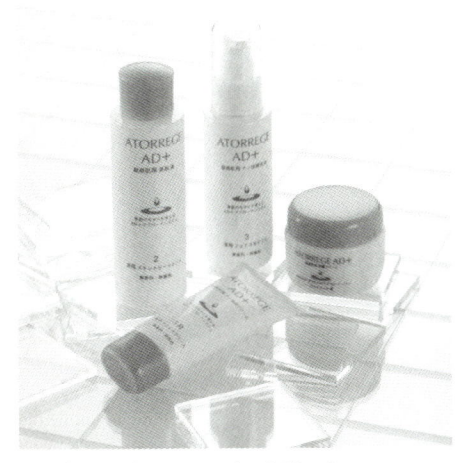

- アトレージュ　フェイスクリーム
- アトレージュ　バリアベール
- アトレージュ　スキントリートメント
- アトレージュ　フェイスモイスト

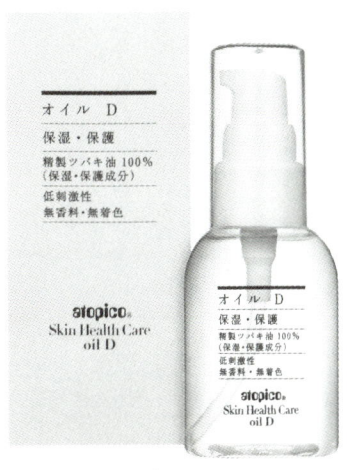

- アトピコ　オイルD

皮膚に低刺激なスキンケア用品

	製品名	特徴	メーカー
オイル	馬油	α-リノレン酸が豊富に含まれている低温で抽出した馬油。	(株)日本創建
オイル	ニールズ ホホバオイル・オーガニック	ゴールデンホホバから冷圧搾法で抽出したホホバオイル。英国土壌協会認定オーガニック製品。	(株)ニールズヤードレメディーズ
オイル	天然 スクワランオイル SQUINA	深海ザメの肝油から抽出。	(株)マルハニチロ
ローション・乳液・オイル	アトレージュ	パラベン（防腐剤）無添加。無香料無着色。主成分は天然由来、生体適合成分。自社細胞テスト、アレルギーテスト済み。	(株)アンズコーポレーション
ローション・乳液・オイル	アトピコ スキンヘルスケア	低刺激で皮膚になじみやすい精製精油を配合したスキンケア用品。	大島椿(株)

入浴の効果と気をつけたいこと

入浴で肌の清潔を保つ

肌は、意外と汚れるものです。運動などをして汗をかいたときはもちろんのこと、そうでなくても微量の汗や脂肪などの分泌物によって皮膚の表面は絶えず汚れています。微細なチリやホコリなども付着しています。

小さな子どもであれば、動きが激しいうえに、外遊びの際の汚れや食べ物の汚れなどもあり、大人以上に肌が汚れやすいものです。スキンケアの第一歩は清潔な肌から始まります。

毎日、入浴することによって、肌を清潔に保ちましょう。

せっけんは使いすぎない、ゴシゴシこすらない

アトピー性皮膚炎の人にとって、身体を洗う固形せっけん選びは重要です。それ以前にせっけんを使いすぎないということも大事です。

なぜなら、せっけんを使いすぎると、肌の汚れをとり除くだけでなく、肌に必要な皮脂分までもとり去ってしまうため、あとで肌がカサカサになり、肌を乾燥させることになるからです。

特に、乳幼児や小学生ぐらいの子もの場合、まだ大人のように皮脂腺の働きが活発でないので、せっけんの使いすぎには気をつけてください。

例えば、夏など、一日に何度かシャワーを浴びたり入浴したりする場合、毎回せっけんを使って洗う必要はないでしょう。

また、せっけんをタオルやスポンジに塗って肌をゴシゴシこするというやり方も、ダメージを受けやすいアレルギー体質の人の肌には大敵です。

長年、スキンケア製品の開発を手がけている研究者によると、手のひらやネットでせっけんを泡立て、その泡だけが肌に触れるようにして洗うのが理想だということです。

特に乳幼児であれば、お母さんやお父さんの手のひらでせっけんを泡立て、その手で優しく肌をなでるようにして洗ってあげれば、それで十分です。ごしごしこするときは、こんにゃくスポンジやガーゼを使いましょう。

せっけん、シャンプーは添加物に注意

保湿剤と同様、せっけん、シャンプーもまた肌に直接ふれるものですから、配合されている薬剤を確かめてシンプルなものを選びたいものです。

非常に値段が高いのに、原材料が明らかでない製品や、製造・販売・取り扱い代理店などさまざまな会社名がパッケージに書いてあって、製品に対する問い合わせ先がはっきりしないものなどは、要注意です。

なお、せっけんは、品質保持のための化学合成された薬剤を使わず、素材

シャンプー・リンス

製品名	特徴	メーカー	成分
パックスナチュロンシャンプー	ひまわり油を主原料に天然ビタミンE、天然ハーブエキスを使用	太陽油脂（株）	水 カリ石ケン素地 グリセリン トコフェロール （天然ビタミンE） 香料 クエン酸
パックスナチュロンリンス	ホホバ油、天然ハーブエキスを使用した髪にやさしいリンス	太陽油脂（株）	水 クエン酸 エタノール グリセリン ホホバ油 キサンタンガム 香料 クエン酸Na
髪を洗うシャンプー	低刺激、天然系、無添加、香り、アミノ酸、弱酸性などに配慮したシャンプーリンス不要	あんだんて	水 ラウロイルメチルアラニンNa コカミドプロピルベタイン ラウリン酸ポリグリセリル-10 トレハロース ラウリン酸ポリグリセリル-2 カプリン酸グリセリル ポリクオタニウム-10 グリチルリチン酸2K クエン酸 エタノール

をシンプルにすればするほど、溶けやすかったり、長期間しまっておくと変色する傾向があります。水にぬれたままにしない（せっけん受けに水がたまらないようにする）、一度にたくさん買い置きをしないなど、素材と付き合う配慮も必要です。

リラックスするという温浴の効果

入浴には、肌の汚れを落とすほかにも、血行をよくする、自律神経を刺激する、保湿効果がある、緊張をほぐすなど、さまざまな効果があり、これらはすべて「肌をいたわること」に直結しています。特に、お風呂に入ることによって心身の緊張がほぐれて気分がゆったりすることは、多くの人が経験しているでしょう。大人だけでなく、小さな子どもも、適度な温度のお湯につかる気持ちよさを知っています。

リラクゼーションのひとつとして、入浴の時間を過ごしましょう。

る方法などがあります。身体の末端の神経を収縮させるので、身体からたくさんの汗が出ますし、冬はぽかぽかと温まった状態が持続します。代謝を促すことになるのですが、心臓の弱い人や血圧が高い人には向かない方法です。

具体的には温浴がおすすめ

ゆとりある時間をとりもどすと同時に、自律神経を刺激する工夫ができて、それを毎日継続していけば、身体は自然に癒される方向に促されます。具体的な方法としては温浴、つまり入浴がおすすめです。

温浴は心身の緊張をほぐす有効な方法です。少しぬるめのお湯にゆっくり入り、手のひらや足の裏をマッサージしたり、浴室用のラジオを用意して音楽を聴くのもよいでしょう。

意図的な刺激を与えたいという人は、いったんお湯から出てつま先から順番に身体に水をかけます。またお湯に入るを数回繰り返して湯から上がったり、上がり際に1回だけつま先に水をかけ

半身浴も効果的

末端に水をかける方法よりゆるやかなやり方に半身浴があります。

下半身がつかる程度のぬるいお湯に入り、お風呂に半分だけフタをして、その上にタオルや飲み物、本、マンガなどを用意して、じっくり汗が出てくるまで、長い時間お湯に使うっている方法です。

上半身が寒くならないよう、バスタオルを肩にかけたり、Tシャツのすそを胸のあたりまでたくしあげてきたりと工夫して、お湯の力を借りて全身の血

温泉や都会のスパが好きな人

温泉に行くと効果があるかもしれないと思っている人は、もちろん温泉を楽しんでください。

ただ、温泉がアトピーに効くという宣伝文句に惑わされて、その温泉にお金をたくさんつぎ込むのは禁物です。どんなお湯でも温浴効果（温治効果）はあるということを忘れずに。

最近では町の銭湯がだいぶ減ってしまったのですが、代わって地域にさまざまなスパ（飲食、マッサージその他のサービスも備えた、アミューズメント性の高い入浴施設）ができています。

日常から少し離れた気分を味わいに、そのような施設を利用する方法もあります。

温泉やスパが好きな人は温浴で自分なりの楽しみ方をぜひ見つけてください（シャワーヘッドをとりつけするシャワーヘッドについてはP110参照）などの方法があります。

香りや音楽を利用しても効果的

入浴後に皮膚が乾いてしまったり、痒みが増してしまう人にとっては、温浴は決してリラックスと呼べるものではないかもしれません。そんなときには温浴にこだわる必要はありません。

例えば、ポプリをお部屋においたり、お香をたてたり、香油をたいてアロマテラピーを楽しむ方法もあります。ヒーリングミュージック（癒しの音楽）などのCDを流しながら、リラックスする時間を作るというのでもよいでしょう。

お湯そのものを刺激と感じてしまう人の対処法としては、備長炭を10個ほどまとめて浴槽に沈めたり、肌に合う入浴剤を使って塩素飛ばす、塩素をカットするシャワーヘッドをとりつけするシャワーヘッドについてはP110参照）などの方法があります。

殺菌効果を高めるものとして、一時期にんにくが注目を浴びました。もちろん、効果があるのですが、肌が敏感な人には逆に刺激となってしまう場合もあります。

このことは、にんにくだけでなく、お米のエキスや薬草、ひばやひのきの入浴剤にもいえることです。

入浴剤は合わない人もいる

皮膚が過敏な人や症状が重い人にとっては、入浴剤も肌に合う、合わないがあるということを忘れないでください。

震災支援の教訓②

聞き取り・行動するボランティアの養成が必要です

阪神・淡路大震災の後、新潟県中越地震、岩手・宮城内陸地震などの大きな災害が起こり、患者さんの支援活動を行ないました。

その折に感じたことは、避難所に集まっている人の疾患を、❶正しく予断を持たずに、❷迅速に聞き取り、❸治療を継続するために必要な、医薬品や食物を、❹必要な人に的確に手配する、聞き取り・手配ボランティアのようなものが必要だと感じました。

私たちの相談窓口には、メディアや患者個人から電話が入り、肌着や食糧やマスクなど、患者ならではの条件も含めた細かい内容を含んだ支援要請がありました。

被災地域が限られた範囲で、郵便や宅配が機能している場合は、備蓄品を探すよりも迅速に対処できると感じました。

被災者の支援というと「メンタルケア」が即座に話題に上りますが、それよりも早いタイミングで必要なのは、聞き取り・行動する能力のあるボランティアです。少数の保健師の聞き取りでは膨大な時間がかかってしまいます。ボランティアを養成する際には、聞き取りの能力や疾患に関する基礎知識を養うプログラムも必須ではないかと思います。

また、疾患のある人が被災時に経験する可能性が極めて高い事態を想定し、リストアップしておくことも必要です。疾患をテーマに活動している市民団体のネットワークの構築や、被災時支援に向けた日常的な準備活動が必要だと考え、私たちもさまざまな患者団体との交流を深めています。

以下は起こる事態の想定リストの例です。食物アレルギーやぜんそくだけでなく、さまざまな疾患に共通する課題が見えてくると思います。

- 食物アレルギーの人がアレルゲンを誤食したときに必要な自己注射（エピペン）がない
- Ⅰ型糖尿病の人のインスリン注射液のストックがなく次の注射までの時間的猶予がない
- 口に含んで血糖値をコントロールするための甘いものが手元にない
- 定期的な吸入治療を行なっている人のぜんそく吸入薬を紛失した
- ホコリっぽい避難所でぜんそく発作を起こさないよう予防的にマスクをしたいがマスクがない
- アトピー性皮膚炎治療でいつも使っている滅菌ガーゼや包帯など、日常ケアに使用するものが手元にない

ここでは、医師や治療を求めているのではなく、日常ケアや疾患コントロールに必要なものを例としてあげました。

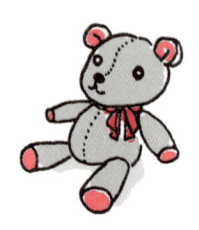

第6章

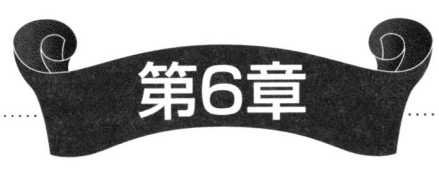

わが子のアトピーに悩みながらも出口を見つけた人たち

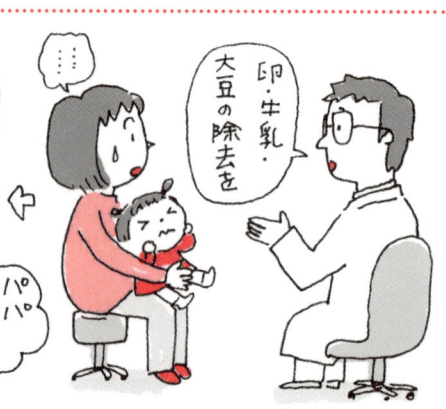

case 1
食事制限をしているのに祖父母が甘いお菓子を与える

離乳直後からアトピーが発症した娘

親子3人で暮らしています。子どもは2歳の女の子です。

私自身がいくつかの食べ物でじんましんが出たり、口やのどが痒くなるというアレルギー体質だったため、妊娠中の食事にはずいぶん気を使ったつもりでした。例えば、卵や牛乳などのタンパク質を控え、献立を立てるときも、洋食よりも和食のメニューにするよう心がけました。

でも、子どもが生まれ、離乳食を始める頃から、顔に赤い湿疹ができるようになりました。

この子の場合、卵、牛乳、大豆に反応を示すということで、かかりつけの医師からアレルゲン食物の除去を指導されました。

食物除去は、やってみると意外と大変でした。でも、夫が協力的だったのでずいぶん助かりました。夫は、子どもと同じものを食べてくれるのです。夫は、薄味で油じみたものを食べてくれるのです。夫は、子どもと同を使わないので、働きざかりの男性である夫にとってはもの足りないかもしれないのですが、いやな顔もせず食べてくれます。

もし、夫が協力してくれなければ、除去食と夫用の食事と2種類作らなければならないわけですから、負担が大きくてとても大変だったと思います。

祖父母が甘いお菓子を子どもに与えることに閉口

というわけで、夫の協力もあって、除去食は順調にいっていて、子どもの症状もだいぶよくなったのですが、夫の両親、つまり子どもにとっては祖父母の対応が問題になりました。

実は、夫の両親は近所に住んでいるため、週に一度ほどは夫の実家に顔を出すようにしています。そのとき、おじいちゃんとおばあちゃんが、市販のスナック菓子や甘いものをやたらと子どもに与えるのです。

もちろん、事情を話しておやつを与えないようにお願いしました。すると、今度はあやしげな民間療法を聞きつけてきてすすめたり、健康食品を買ってきて「アトピーが治るから食べさせなさい」と言うようになってしまいました。

おじいちゃん、おばあちゃんはたぶん悪気はなく、孫のためによかれと思ってあれこれ見つけてくるのだということはよくわかるのです。

でも、こちらは除去食に悩みながら、勉強したり、お料理を工夫したり、夫に説明したりと、手を尽くしているのに、それに水をさされたみたいで、とてもいやです。これで治る、あれで治ると別のものを出されると、早く治さなきゃ、結果を出さなきゃとプレッシャーも感じます。

私がやっている方法が絶対正しい、と主張したいわけではないのですが「これでいいんだよね？」と私自身が不安で、自信を持とうと努力している最中なので揺さぶらないでほしいのです。

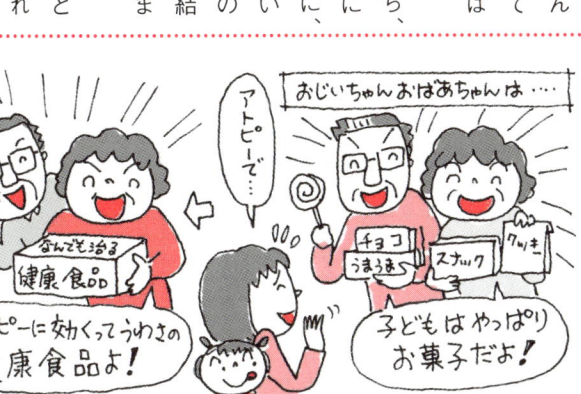

case 1 結果とアドバイス

祖父母に孫とどう関わってもらうかを考える

このご家庭は、「お父さんも同じものを食べる」という難関をすんなり乗り越えていて、お子さんの皮膚の状態も少しずつですが、快方に向かっていますから、治療そのものに対する悩みというより、「祖父母がどのように子育てに関わるか」ということが、解決すべきテーマです。

何かを買い与えること以外に、祖父母の出番がないのはさびしいものです。

そこで、食べることと、治療に関わること以外の場面で、祖父母の満足が得られるように配慮できないか、一緒に考えてみました。例えば、祖父母に子どもを預けてしまうのではなく、一緒に近所の公園を散歩したり、人形劇や、絵本を見るだけでもよいのではないでしょうか。子どもはまだおしゃべりできる年齢ではないけれど、一緒に楽しかったことを体験することで、もっともっと祖父母を好きになるのではないか。そうなれば、祖父母の方もますます子どもをかわいく感じ、ものを与えたりしなくても、満足感が得られるのではないかというようなことを話しました。

そして、そうしたことを経験したあとで、食と治療については親の方針を見守っていてほしいことをきちんと告げるべきで、そのときはできれば実の息子であるご主人から積極的に話しかけてもらおうということになりました。

周囲の無理解はつらいこと

除去食を指示されて実際の食生活が始まるまでは、今までの買い物とは別に、アレルギー用食材を購入したり、場合によっては、調理器具を購入したり、多少の準備が必要です。

そして、これらのものを準備するためには、莫大ではないにしろ、一定の費用が必要になります。

自分にアレルギーやアトピーがないお母さんは、子どもの身体のことや初めて出会う「除去食指導」について不安を感じながらも、これから必要になる費用や食生活の変化について、自分なりに整理し、夫に伝えなければなりません。

「これをやらなければ」と決心して新しいことを始めるのは、とにかく大変なことなのです。お母さんは、その第一の山を一生懸命乗り越えて、やっと展望が見えてきたかなあと思ったら、また乗り越

祖父母の理解が得られるようになる

結局、子どもを中心にみんなで楽しい時間を持つことを何回か実現したあとに、本題を切り出すことができたそうですが、除去食に対しては、栄養失調になるとか、発達障害が残るとか、マイナス情報に踊らされていて、完全には納得していない様子だったようです。

ただ、何を大切にしようとしているかということは伝わったようで、おじいちゃんおばあちゃんが子どもにお菓子をあげたいときは、お母さんに確認するようになりました。また、民間療法については、いっさい言わなくなりました。

「結果はパーフェクトではなかったし、まだわだかまりもあるが、それでもよい方向に向かってきている気がします。そして何より、夫ががんばって自分の親を説得してくれたことがうれしかった」。

これが現時点の相談者の感想ですが、祖父母との関係はずっとよくなっているようです。

えなくてはならない祖父母との関わりという山ができてしまって、精神的につらかったと思います。

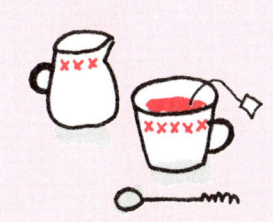

case 2 いつも不機嫌な子どもをかわいいと思えない

痒みがひどく、親子ともども夜眠れない

4歳の男の子ですが、生後すぐから脂漏性湿疹がひどく、月日がたつにつれて全身に広がり、ふつうの皮膚がほとんどない状態です。アトピー性皮膚炎とぜんそくの症状があり、ぜんそくでは4、5回入院しています。

今までに、防ダニ布団、アルカリイオン水製水器、空気清浄機、そうじ機、防ダニ畳、浄水器など、必要だといわれたものは全部買いました。床もフローリングにしたし、もうやることはないと思うほどです。

授乳期をすぎたら十分に眠れるようになると思っていたのに、2歳になっても、3歳になっても、夜はやっぱり3時間おきに日を覚まします。この子が生まれてから、夜ぐっすり眠ったことがないという状態です。

私自身の眠りが浅いだけでなく、他の家族も私たち母子が夜中にごそごそ動き回っている様子を知っています。本人は起きることも多いのですが、一晩中眠ったままでかき続けていることもあり、たぶん十分熟睡したことがないのではないかと思います。

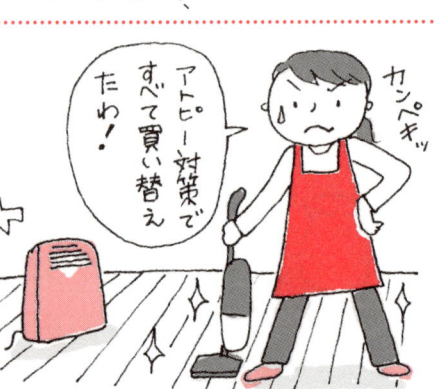

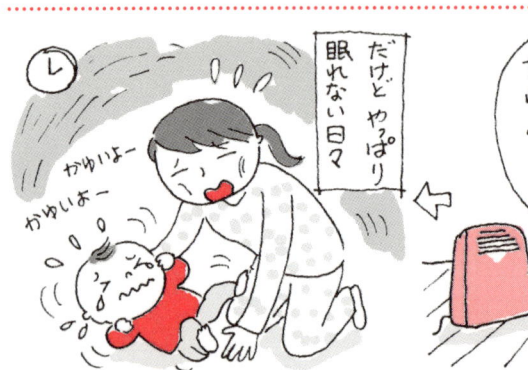

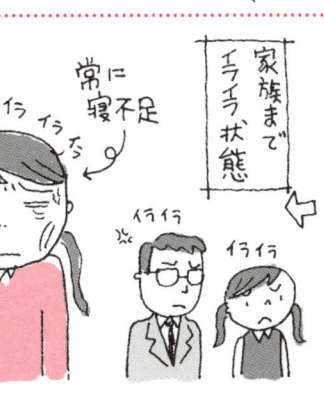

不機嫌な子どもにイライラする

結婚した当時の幸せだったひとときや、妊娠中に思い描いていた楽しい子育ての夢が、アトピーで台無しになってしまったという思いがあります。

布団など環境の変化が気になり、旅行にも出かけられないし、プールの水がしみるので夏休みでも特に遊びには行きません。

この子さえアトピーでなければ、もっと楽しい暮らしがあっただろうにと思います。アトピーのためにお金もたくさん使ったし、家族もいつもイライラしていて……。いろいろなことを考えてしまうと、すべてがいやになってしまいます。

寝不足のためかもしれませんが、子どもは昼間不機嫌でいることが多いのです。やせていて、頭ばかりが大きい感じで落ち着きもありません。痒くてつらい思いをしているのだから優しくしてやりたいと思いますが、私も寝不足が続いたりすると、ついカッとしてしまいます。

いけないことだとはわかっていますが、子どもをたたいたり、足でけってしまうこともあります。

そんなことをしたあとは、なんてひどいことをしてしまったのだろうと思って、ひどく気分が落ち込みます。親子で死のうと思ったりもしますが、自分がもっとみじめになるようで、それもできません。

case 2 結果とアドバイス

❁ 自分を責めるのはよそうと提案

「つらいことがありすぎますね。その中で一番つらいことはなんですか」という こちらの問いかけに、長い沈黙があり、「子どもをかわいく思えないことです」という答えが返ってきました。

でも、わが子のことをかわいくない、憎らしいと思うことがあってもいいじゃないですか。幸せを願うあまりに思いどおりにならないいらだちを子どもにぶつけてしまうことがあっても、その子を投げ出さないのはあなただけなのだから、あなたの強さに子どもはきっといつか気づいてくれますよ。投げ出さない自分をほめましょう。自分を責めすぎないで、事実を冷静にもう一度振り返ってみましょう。そんなことを長い時間お話ししました。

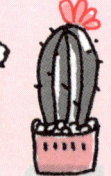

❁ 原因をはっきりさせなければ、始まらない

気持ちをとり直して相談者と一緒に治療経過や日常の様子などを細かく振り返ってみると、いくつか気にかかる点が見つかりました。

それは、アトピーに効果があればとあらゆるものを買ったけれど、アレルゲンを一度も調べていないということです。血液検査は生後4カ月のときに受けただ

記録観察のすすめ

アレルゲンを確認したり、対応が適切かどうかを判断する材料として、毎日の症状、食事、生活の様子などを記録することをおすすめします（『食物日誌』・P53参照）。

ある程度の期間を設けて記録をつけていくと、症状や生活の変化が流れのようになってわかってきます。試行錯誤の連続であったとしても、何がよくて、何が悪いのかが浮かび上がってきて、今後の方向性を探る上でおおいに役立つはずです。

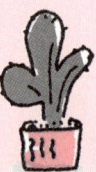

けで、パッチテストやスクラッチテストなども経験していませんでした。

検査については、あまりあてにならないという意見もありますが、ありとあらゆることを必死にやっているお母さんの姿は、「原因」を考えずにやみくもに「アトピー」という壁に向かって突き進んでいるような印象がありました。

検査によって示される原因は、絶対ではないけれど、それを目安に何をすべきか考えるきっかけにはなると思います。年齢や症状を考慮すると、食生活のことも気にかかりました。そこで、全身の症状がひどいと日誌もつけにくくて大変だと思いますが、記録観察をすすめました。

そして、親戚が東京にいるため、上京する機会がよくあるというので、東京の食物アレルギーの専門医を紹介しました。

結局、大豆油、卵、小麦、米に反応が出ており、この4つの除去を徹底することになりました。その後数ヵ月たった時点では、症状改善が順調であるという連絡を受けました。

「今は不安なことだらけでしょう」という問いかけに、「指導と実際が初めてぴったり合った感じがする。今はそれだけでうれしい、悩むのはもうちょっとたってからかもしれない」と答えていました。

医師へ質問メモを持参する

毎日の記録観察は治療を受ける際にも役立ちます。特に、初めての医師に診察を受けるときには、今までの治療経緯を簡潔に整理し、メモにまとめて持っていくと、過去の治療経緯や日常の様子がよくわかり、医師の判断材料が増えます。話すべきことがまとまっているので、診察の時間短縮にも一役買います。

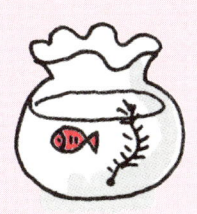

case 3 医者が信用できなくなった

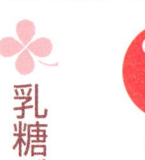

乳糖がさまざまなものに使われていた

卵、乳、小麦の食物アレルギーがあり、2歳からアレルゲン除去をしていました。5歳で小麦が解除になりました。その頃から、それまでなかったぜんそくが、かぜをひいたときや台風の季節に出るようになりました。最初は飲み薬だけを処方されていたのですが、数年たって小学校に上がった年に吸入薬を処方されました。

その晩に初めて吸入薬を使用したところ、もともと呼吸が少し苦しい状態だったのが、吸入後のどが詰まったような状態になりたくさんせき込みました。抗アレルギー薬などその日一緒に処方されたものを飲んで落ち着いたので、翌朝また吸入すると、いつもより強いぜんそく発作になってしまいました。

実は、食物アレルギーを診てくれている病院は片道1時間かかってしまうので、ぜんそく発作のときやかぜのとき診てもらう病院はバス停2つ先のとても近いところにしていました。その近所の病院には食物アレルギーがあることは伝えていました。

急いで近くの病院に行き、子どもの状態を伝え「ぜんそくの吸入薬を使用したら強い発作になった」と伝えると、医師があわてた顔をして処方薬の説明書が入った大きなファイルを調べ始めました。結局吸入薬に乳糖が入っていて、それに反応していることがわかりました。

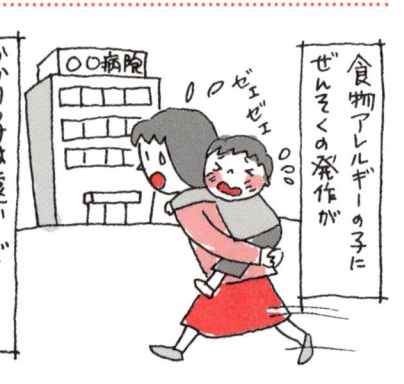

暗い気持ちになった

その後、いつもより長引くぜんそく発作を起こして、近所の病院に短期間入院したのですが、最初に点滴を受けたとき、あきらかに症状が悪くなりました。「何だか変だ、点滴が原因なのではないか」と看護師にいうと突然不機嫌な対応になりました。気まずいやり取りの末ようやく医師を呼んでもらい、医師とまた気まずいやりとりが続きました。翌日に症状が落ち着いたら無理にでも退院させたいという思いになっていたのですが、翌日早朝に医師がやってきて「点滴薬に乳糖が含まれていました」といいました。夜の間にあの分厚いファイルをひっくり返して調べたんだろうなと思うと、有難いと思う反面腹が立ってきました。通常食物アレルギーを診てもらっている病院は栄養指導もしてくれるのですが、個人の病院なので入院できる設備もありません。ここはとても大きな病院なのに、知識はないし人を傷つけても謝らない。どこに行ったら安心して治療を受けられるのだろうと暗い気持ちになりました。

「気のせいですよ」、「お母さん、気にし過ぎです」、「神経質になっているのではないですか」と保育園でも学校でも言われ続けてきましたが、医師や看護師にまで言われるとは思いませんでした。

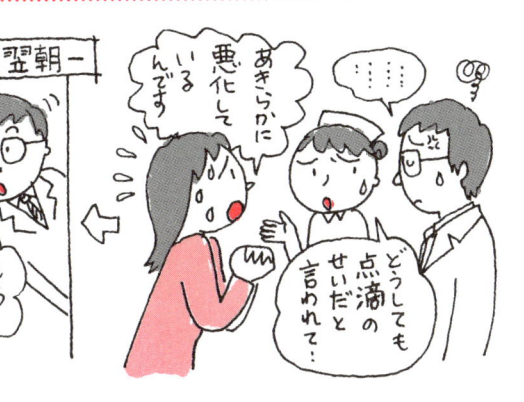

case 3 結果とアドバイス

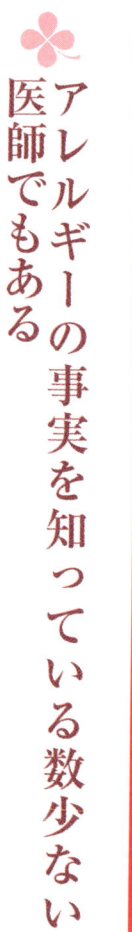

アレルギーの事実を知っている数少ない医師でもある

あちらは専門家、こちらは素人という状態で、「何か変だ」という思いを伝えるのは大変なことです。事実を伝えたいだけなのにこじれていくもどかしさによく耐えて、お子さんを守られたんだなと思いました。

病院を変えたいという気持ちでいらっしゃると思うのですが、この近所の病院の医師は「乳糖にアレルギー反応を起こす」ことに立ち会って、子どものアレルゲンであるということを強く認識した数少ない専門家であることに違いはありません。

いざというときに駆け込める距離に病院があるということも、捨てがたい事実です。ぜんそく治療をまだもう少し継続しなければならないのでしたら、計算ずくではありますが、この医師ともう少しお付き合いを続けることが得策のように感じます。

類似の相談事例

フッ素塗布でアナフィラキシーを起こした

卵と乳にアレルギーを起こす子どもがアナフィラキシーショックを起こしたことで、相談がありました。上の子も乳とびにアレルギーがあります。近所の歯科医で2人そろってフッ素の塗布をしています。何回目かの塗布のとき、下の子がのどが詰まるといいだし、せき込み始めたのでフッ素の塗布をった数分の移動の間に呼吸困難を起こしたとのことでした。上の子と下の子がいつも並んで塗布してもらっているのですが、今回は座る位置が逆だったくらいで、いつもと変わらないやり方だったそうです。

この電話相談を受けてから、いろいろ問い合わせてわかったことは、フッ素塗布の際に味付け用に使用するペーストがいくつかあり、

同じことが再び起こらない方法を考える

カルテの1枚目の名前の上の空欄に「食物アレルギー、卵、乳がアレルゲン」と赤い字で大きく書き込んでもらいましょう。

何回も通院するうちに1枚目は新しいものに更新されてしまうかもしれないので、気づいたらその都度、赤い字を更新してもらいましょう。「また同じことが起こらないように」「お守りみたいなものなので先生頼みますよ」と、理詰めではなく気持ちに訴えながら、めげずに続けてみませんか？

薬には剤形保持や増量して飲みやすくするなど、さまざまな理由で乳糖が使われていることがあります。そのかかりつけの医師にも相談して、使ってはいけない薬品一覧を作ってもらうことをおすすめします。もちろん加工食品にもたくさん使われていますので、注意しなければならない日々はまだまだ続きそうです。

まずは、医師本人を巻き込むことからはじめて、協力者づくりをしてみませんか。同様の相談が時々寄せられます。多くの医師が少なからず体験したことのある事例かもしれないと感じる一方で、気づかずに苦しい思いを続けている子どもたちや、本当はどうなのだろうと、薬や医師に対して疑心暗鬼になりながら、うまく気持ちを伝えられずにいる人が、まだ多くいるのではないかと気になります。多くの医師に対して、食物アレルギーの患者に薬を処方するときは、薬の原材料確認をお願いしたいと思います。

いちご味のペーストにのみ乳糖が含まれていることがわかりました。座る位置が逆になり、前回とは違う味のペーストを使ったことで「乳成分」に過敏な反応を起こす下の子がフッ素塗布用味付剤（いちご味）に含まれる乳糖に対してアナフィラキシーを起こしたことがわかりました。

家庭用使い捨てラテックス手袋でアレルギーを起こした

箱に入っていて1枚ずつ取り出すタイプの手袋を以前使用したことがあり、他のメーカーのものを使用したところ、手指の腫れと痒み、じんましんを起こしました。今回使ったものは、手袋と手袋がくっついてしまわないように手袋の外側にラテックスパウダーが吹き付けられているものでした。

case 4 3歳までには治ると思っていたのに、逆に悪化した

落ち着いていた症状が再び悪化した

6歳の男の子ですが、0歳のころからアレルギー反応があり、アレルギー外来の医師からアレルゲンとなっている食物の除去を指導されました。卵、大豆に強いアレルギー反応があり、除去食を続けた結果、当初は手首や足首、ひざの裏、ひじの裏などに湿疹があり、かきこわして血だらけになっていた症状が、2歳ごろまでにほぼ落ち着きました。ところが、次の子どもが生まれ3歳のときから再び症状があらわれるようになったのです。でも、出産のための入院があったり、第2子の世話に明け暮れ、食物制限まで手が届かず、そのまま除去食をやめるようなかたちになりました。その結果、当初症状が出ていた場所

のほか、首のまわり、耳のまわり、目のまわりにも症状が出るようになってしまいました。

アレルギー外来のある病院は遠方なので、近所の皮膚科に通うようになったのですが、そこではステロイドの塗り薬をくれるだけで、食べ物のことを聞いてもあまり答えてくれませんでした。

実は、以前のアレルギー外来の医師から「食物アレルギーは3歳までだから」といわれたことがあるのです。もう3歳をすぎたことだし、食べ物のことを気にするのはやめて、肌を清潔にして塗り薬をきちんと塗るようにしようと思ったのです。

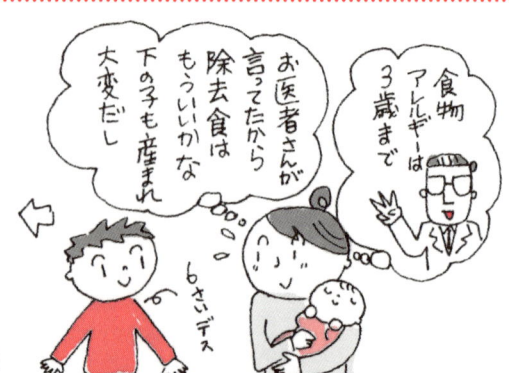

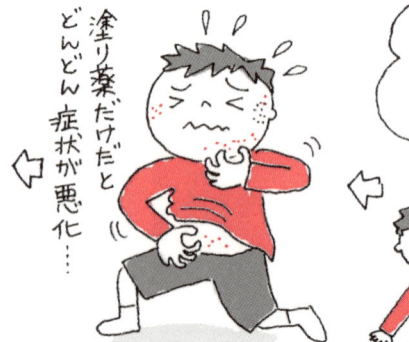

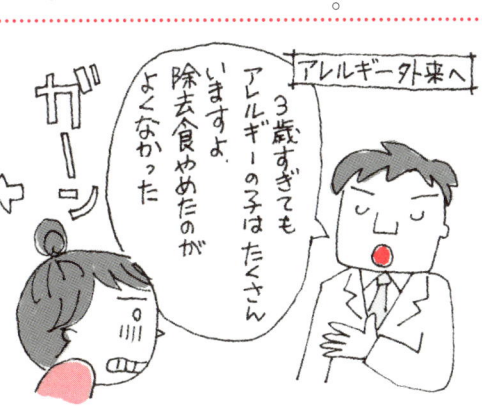

でも、症状はいっこうによくならず、薬を塗る範囲がどんどん広がっていくのでさすがに心配になり、思い切って以前のアレルギー外来のある病院を受診しました。そこで、あらためて血液検査を受け、食物日誌をつけるように指示されました。私は、子どもが赤ちゃんのときからさんざん行なってきたこと、「医師から食物アレルギーは3歳まで」といわれたことを話しました。

しかし、その医師から「身体はどんどん変化するし、3歳をすぎても食物アレルギーがあるし、3歳をすぎてたくさんいる。今また検査してアレルゲンを確かめることは絶対に必要だ」といわれてしまいました。

🌸 再検査で、多くの食品に強い反応が出る

検査の結果、もともとあった卵、大豆に加えて、牛乳や小麦、じゃがいも、鶏肉にも強い反応が出てしまいました。医師からは、除去食をやめたのが症状の悪化を招いたともいわれたのですが、これって遠回しに母親である私が責められてのでしょう？

以前の医師も皮膚科の医師も「3歳まで」と言っていたから、それを信じていたのに、あの言葉はいったいなんだったのでしょう？

case 4 結果とアドバイス

過去のことは忘れ、もう一度トライを提案

相談者は医師の「3歳まで」という言葉を信じていたのに、それが否定されて釈然としないという思いが強いようでした。

医師は、あくまで目安という意味で「3歳まで」といったのかもしれません。先が見えずに悩むお母さんを励ますつもりで、「あとちょっとがんばれば先が見えるよ」という代わりに「3歳まで」といったのではと思うのです。

いずれにせよ、医師の言葉不足と相談者の思い込みが誤解を招き、回復への道のりを逆に遠くしてしまったようです。

検査結果が思わしくなく、医師とのやりとりもうまくいかずといったショックで何を信じるべきかわからなくなっているようでしたが、このまま治療を中途半端にしてしまうのは得策ではないと思いました。

「このままではまた回復への道のりが遠くなってしまう。過去のことをひきずるのはもうやめよう。同じ失敗を繰り返さないためにも、検査をもとに症状悪化の原因を探り、今後の治療方針についてももう一度きちんと医師と話し合ったほうがいい」とアドバイスをしました。

相談を受けて思うこと

症状をなんとか抑えようとして苦心惨憺（さんたん）している相談者と語り合っていると、とても切なく悲しくなるときがあります。

相談員として活動している私たち自身も、アトピーの患者であり、患者の家族であるのですから、抱えている問題や出会ったできごとも実はそんなに大差はないのです。私たちも失敗の連続でほんとうにこれ以上の不幸が世の中にあるのだろうかと、嘆くことばかりだったときがあるのです。

そんな自分たちの過去も含めて、運よく乗り越えた人と、つらい思いをした人の差は何かと考えてみました。

もしかするとその差というのは、たまたまそのとき誰かに教えてもらっていたり、本を読む時間を運よく作ることができて、これから起こるできごとを、ある程度予測

症状はよくなったが、ステロイドと縁が切れない

その後相談者はアレルギー外来の医師に食物アレルギー専門医を紹介され、その指導のもとに除去食を行なっています。半年間で手足と耳のまわりはきれいになったそうですが、まだ首のまわりや目のまわりには症状が残っていて、相変わらずステロイドは塗っています。

そこで、ステロイドをずっと使っていていいのか、医師に聞いてもはっきりしないので、いっそのこと塗るのをやめてしまおうと思っているという相談を受けました。

このようなステロイドに対する相談は多いのですが、その場合、まず主治医と、よく話し合うことをすすめています。ステロイドの使用や量を減らしていく方法についても、主治医の方針を説明してもらい、疑問に思うことがあれば、納得いくまで確認すべきだと思います。

特に相談者のように目のまわりにまでステロイドを使うことにはもっと警戒して医師に聞いてもよいのではないかと思います。ステロイドをやめることに関しては、「絶対に使いたくない」という思い込みをぶつけるのではなく、「最終的に使わないようにするために、どのような手順をふむのか」というような現実的な対応を求めるとよいでしょう。

することができたかできなかったかということなのではないでしょうか。

本を読む、正しい知識を持つ、正しい情報を入手する、これらができれば、起こるできごとに変わりはなくても、つらい思いをせずにすむこともあるのです。

でも、忙しかったり、第二子の出産を控えていたり、症状の重い子を抱えていたりなど、それぞれの事情があって必要な知識や情報を手に入れることができなかった人は、あとになってから、「ああ、あのとき知っていれば……」と後悔することになってしまうのです。

そんな後悔に涙する人に出会うと、私たちも切なくなってしまいます。そして、私たちがなすべきことがまだまだあると、また活動の方向性を模索し始めるのです。

case 5 ステロイド離脱を経験したが先が見えない不安がある

引っ越しがきっかけでステロイド離脱

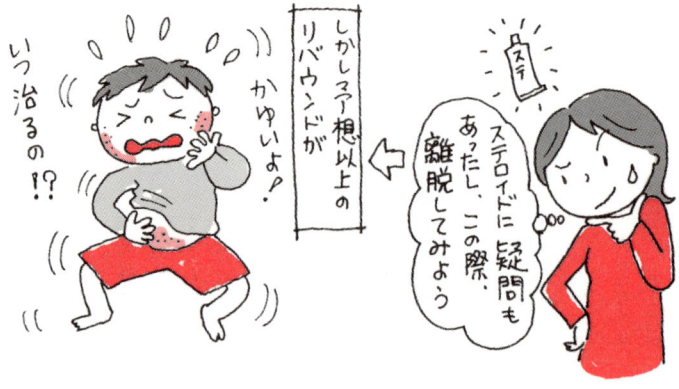

8歳の男の子のステロイド離脱に苦しんでいます。実は、上の子2人もアトピー性皮膚炎だったのですが、年齢が上がるにつれてなんの症状も出なくなったのです。でも、一番下の子だけ、年を追うごとに悪くなるばかりです。

赤ちゃんの頃からずっとステロイドを塗り続けていたのですが、「弱いステロイドだから大丈夫」と医師から言われていました。

しかし、6歳のとき、引っ越しがあって、忙しさにまぎれて、病院に行きそびれてしまったのです。その結果、ステロイドがなくなり、ステロイドを塗らない期間が2週間できてしまいました。意図してステロイド離脱を図ったというのではなく、薬がなくなってしまったのでしかたなくという感じでした。

ただ、新聞や雑誌などを読んで、以前からステロイドに頼る治療法に疑問を持っていたので、ちょうどよかったと、けっこう楽観していました。

リバウンドのことは聞いていたので、一応覚悟したつもりだったのですが、今にして思えば、私の覚悟なんて実態からまったくかけ離れたものだったと思います。

皮膚がはれ上がり、浸出液が出て、それが落ち着くと皮膚がカサカサになり、ポロポロとはがれ落ちてくるのです。身

体も衰弱して口数も減り、たまにしゃべっても「いつ治るの？」とか「痒い」という言葉を繰り返すばかりでした。

それまでかかっていた医師にもずいぶん怒られ、いやみを言われ、結局診てもらえなくなりました。

子どものステロイド離脱に対する情報がない

成人アトピーについて書かれたものを見ると、ステロイドの影響と思われる症状や副作用、なぜ離脱が必要なのかということがけっこう書いてあって参考になるのですが、小さい子どもの例を見たことがなく、そういう話も聞いたことがありません。

夫も友人も親戚も、「かわいそうに、ステロイドを塗ってあげなさい」と言い続け、母親の私はまるで鬼か悪魔のように思われ、「人間関係の溝」までできてしまったようです。

離脱に入って2年たち、ひと頃のことを思うと、身体は本当にきれいになったのですが、よくなったり、悪くなったりという波が完全に消えてしまったわけではありません。見通しがはっきり立たない不安感でいっぱいです。

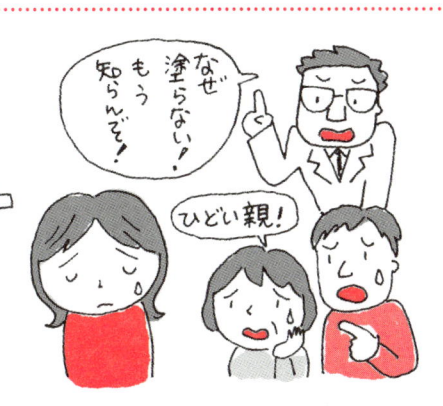

case 5 結果とアドバイス

🍀 脱ステロイドでも、医師のサポートは必要

長い間使っていたステロイドをある日突然中止することは、危険なことです。なぜなら、ステロイドからの離脱は、感染症や不眠、精神的アンバランスや全体的な体力の低下など、いくつかの問題点をはらんでいるからです。

したがって、アトピー性皮膚炎の治療も含めて、離脱にあたっては総合的な医師のサポートが必要です。

しかし、この相談者の場合、医師から医師への引き継ぎがなく、治療が中断してしまい、そうするつもりがなくて突然離脱に突入してしまいました。必要な医師のサポートを受ける機会を失ってしまったことは、大きなリスクになっていると思います。

本人の肉体的な苦痛もさることながら、お母さんの先が見えない不安、本当にこれでよかったのかと絶えず自問自答しているストレスも大変なものだったろうと思います。

🍀 ときには立ち止まって治療を見直すことも必要

長期間継続的にステロイドを使用していてもまったく問題のない人もいれば、少しでも使用をやめると、以前にも増して症状が悪化するなどの思いもよらぬ事態に直面してしまう人もいます。

アトピー性皮膚炎の悪化と、ステロイド外用剤の強さのランクがだんだんハードになるのとの追いかけっこが始まったら、ときには立ち止まる勇気も必要です。そのときに医師と患者双方が診療方針について話し合うことができれば、無用な苦しい思いをせずにすむような気がします。

情報を得るために患者交流会などを利用して

アトピッ子地球の子ネットワークでは、脱ステロイドを経験した人たちを中心にした患者交流会を数ヶ月に1度開いています。

原則としては思春期以降の年齢で、患者本人が参加する交流会なのですが、このような場所を利用して、同じように奮闘しているたくさんの人たちの体験談を聞くと、おびえたり、あわてたりという精神的な不安が少しでも解消できるのではないかと思い、相談者に参加をすすめました。

交流会に参加してもらったあとも、何回か電話相談を継続し、他の同じようなケースの話を伝えたり、スキンケアのことなどを話し合いました。「子育てとは」というようなお互いの子育て論にまで話がおよび、自分の気持ちが安定し、子どもに対してゆったりと構えられるようになると、子どもの心も安定を得られるというような話などもしました。

このように相談者の気持ちが明るくなってきた頃、気候の変わり目にさしかかり、例年のように子どもの症状が不安定になりました。それをきっかけに、今まで病院に行くことを躊躇していた相談者の気持ちにも変化があらわれ、医師との二人三脚ということを考え始めたようでした。

その後、相談者はステロイドの離脱について協力的な医師を訪ねています。現在は症状の山は落ち着いているようです。

医師と話す時は冷静に話す

医師と治療方針について話すときには、決して感情的になりすぎないように気をつけて、冷静に医師の回答を引き出すようにします。

医師に質問したいけれども、うまく説明できない場合は、関連の新聞記事や本のページなどをコピーしていって、「ここにこういうことが書いてあるが、うちの子の場合はどうなのでしょう？」と質問する方法もあります。

また、質問することを箇条書きにしてメモを持っていくと、考えを伝えやすいでしょう。

case 6 新築マンションに越してから症状がひどくなった

引っ越したとたん、親子でアトピーが悪化

母親の私はアトピー性皮膚炎があり、子どもにはぜんそくがあります。

念願の新築マンションを購入し、築15年のアパートから引っ越したばかりなのですが、実は引っ越しの翌日から私のアトピー性皮膚炎がひどくなり、痒くて全身をかきむしるようになってしまいました。

子どもも、夜布団の中に入ると、息が苦しいと言うようになりました。また、しょっちゅう鼻がつまるようになり、口で息をしています。

以前住んでいたところは、国道沿いで、窓のさんにはすすけたホコリがいつもたまっているようなところでした。ホコリっぽい環境は、子どものぜんそくに悪い影響を与えますから、それを気にしていつもそうじに追われていました。

そんな毎日でしたから、今回、マンションを購入するにあたっては、とにかく環境のよいところを探しました。その結果、空気がきれいで、田畑も少し残り、小川が流れるようなのどかなところに建つ今のマンションを見つけたのです。

ですから、どう見渡しても悪い条件は見あたりません。それなのに、どうして症状が悪化してしまったのか……。

子どもの体調も気にかかるのですが、私自身が痒みで落ち着かず、何もする気が起こりません。

マンションの建材が原因？

私のアトピー性皮膚炎は、以前に検査を受けたときには、卵、小麦、トマト、とうもろこし、ダニにアレルギー反応が出ると指摘されています。

それで和食中心の食生活にして、アレルゲンをなるべく食べないようにしていたのですが、それがよかったようで、症状は沈静化していました。普段パンは食べませんが、ごくたまに国産小麦のパンを食べるぐらいなら、大きな症状も出ませんでした。

ところが、引っ越して体調を崩してしまってからは、そのパンも食べられなくなってしまいました。いったいどうしてしまったのでしょうか？

最近、新築住宅の建材による化学物質過敏症が問題になっていると雑誌で読んだことがありますが、それと関係があるのでしょうか？

実は、デパートの衣料品売り場や靴専門の量販店に行くと、においに耐えられず頭が痛くなったり、息苦しくなったりすることがあり、なんとなくにおいの強いものは体に合わないと感じています。そういった体験から、化学物質過敏症のことはとても気になっています。

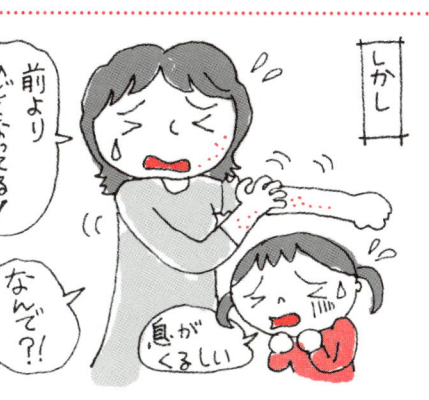

case 6 結果とアドバイス

原因究明のため住居に関わるものを探ってみる

相談者から、もう少しくわしく身体の様子を聞いたところ、相談者もお子さんも、以前から防虫剤を使うと具合が悪くなるということがあったようです。

例えば、夏に蚊とりマットや市販の蚊とり線香を使うと頭が痛くなり、防虫剤の入ったタンスの中の衣類を着るとくしゃみが出て、ひどいときは息苦しくなってしまうというのです。推察するところ、防虫剤などの家庭内農薬に対して敏感に反応するようでした。

引っ越しというのは、けっこう大変なことです。荷物をまとめたり、運んだり、大そうじをしたり、それから役所や電力会社、電話会社などへの届け出などのことまごまごとした手続きがあったりで、体力を消耗します。また、環境の変化や慣れない土地で神経を使ったりすることで、自分では気づかないうちに肉体的、精神的なストレスをためこんでしまうこともあります。

ですから、引っ越し後に体調が悪化したという場合、必ずしも家庭内農薬や建材の影響だとはいえないのですが、相談者の場合は、母子ともに同じタイミングで起こったことや、ほかに思いあたるものがなかったことから、「住居」に関わるものを探ってみようということになりました。

住宅とアレルギー

新築の住宅に入居したとたん、身体の変調を訴えるというケースが、問題になっています。例えば、めまい、のどの痛み、目のチカチカ、湿疹、紅斑などの症状が急にあらわれるというものです。

これらの多くは住宅の建材に使われている化学物質による反応と考えられます。例えば、合板や壁紙、床材などに使われる接着剤の中に含まれるホルムアルデヒドをはじめ、有機リン系の塗布剤、アリ駆除用の防虫剤など、住宅には数多くの化学物質が使われています。

そのうえ、最近の住宅は気密性がとても高いため、逆に通気性が悪く、化学物質による空気の汚染もそれだけ高濃度になります。

最近では低ホルマリンの建材を使った家や「身体に優しい住宅」を標榜した住宅メーカーのパンフ

防虫シートや壁紙をとり除いたら、症状が改善

まず、たたみの下に防虫シートが敷かれていないかどうか確かめたところ、防虫シートがあったので、施工業者に頼んでとり除いてもらいました。

また、内装を手がけた工務店に事情を話して壁紙のメーカーを教えてもらい、使用されている接着剤の成分を聞き出し、主治医にアレルゲン検査をしてもらうこともすすめましたが、接着剤が何かは結局わからずじまいだったようです。

ただ、部屋に入ったとき、鼻にツーンとくる感じのにおいがどうしてもいやで、ほどなくして壁紙は全部はがしてしまったそうです。

そして、換気扇を回しっぱなしにして、昼間は窓や戸も開け放して過ごすようにしたところ、そのかいがあったのか、お子さんは息苦しいと言わなくなり、鼻づまりの状態もずいぶんよくなりました。

残念ながら、相談者自身の痒みはなかなかとれないようですが、イライラして夜も眠れないという状態はなくなりました。

「他にも何か身体に合わないものが家の中にあるかもしれないのですが、もう手がおよばない感じがします。とにかくいまは換気を徹底的にやって乗り切ろうと思っています」とのことでした。

レットを見る機会も増えました。ただ残念ながらそういったものの多くは、すでに過敏な状態になった人が住むにはとても耐えられないレベルの「安全」や「安全性」なので、「安全」や「健康」を標榜していても使われる建材や換気の構造などは、施主となる人自身も勉強しながらメーカーの説明を聞かなければならないと思います。

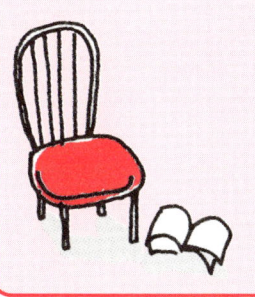

安全の基準や化学物質が身体に与えるしくみの解明などは、行政がもう少し予算や人員を投入してほしいと思います。

149　第6章　わが子のアトピーに悩みながらも出口を見つけた人たち

アトピー・アレルギーと社会的支援

個人の努力だけでは限界がある

アトピッ子地球の子ネットワークでは、電話や手紙、講演会や勉強会を通して多くの人と接していますが、人々が訴えていることをまとめて、その共通項目をたどっていくと、あるひとつのキーワードにたどりつきます。

それは、大ざっぱにいってしまうと、「患者を『人体』としてではなく、個性をもったひとりの『人間』として診てほしい」ということではないかと思います。

それらの思いをもう少し具体的にいうと、次のようなことになります。

❶ 処方された薬の副作用について不安があるのに、適切な答えを得ることができない。
❷ 医師に必要なことを聞きたいのに、対等に会話する関係を作れない。
❸ いくつかの科を同時に受診したり、何人かの医師の診察を受けているとき、同一治療薬の長期連用を避け、患者自身で薬歴管理ができるようにしたいのに、なかなかできない。
❹ 慢性疾患だからこそ、患者自身が自分の治療やケアに関わっていきたい。

社会的な支援が必要な背景

アトピッ子地球の子ネットワークは、2004年に「慢性疾患を持つ子どもの療育実態」について調査を行ないました（1400通回収、回収率20％／回答年代内訳　20代5.9％、30代71％、40代20.7％）。

・1日に費やす療育時間（薬を飲ませる、薬を塗る、治療のための食事作りなど）
30分以内55％、30分以上1時間以内20％、1～3時間17％、3時間以上7％
一般の子育て時間約2.5時間（内閣官房統計情報部統計）と比較すると、治療に費やす時間の長さが推測できます。

〈ケアを行なう人のうち母親の占める割合〉
・薬を飲ませる93％
・薬を塗る89.5％
・吸入する89.1％
・治療のための食事作りをする97.6％
・就労率41.3％

〈保育園・幼稚園について〉
・疾患が理由で入園できなかった5％
・園は薬を預かって飲ませることはしない29.4％
・治療に必要な食事の対処に非協力的だった17％

子どもの治療のために多くの時間を費やし、ケアのほとんどを毎日こなしている母親の姿が浮かんできます。調査当時よりも今が少しでも改善されていてほしいのですが、実際はどうでしょうか。

母親に療育をまかせきりにせず、社会のしくみで手助けする方法はないでしょうか。保育園や幼稚園、学校などでできること、勤務先の会社や地域ができることはないでしょうか。

多くの人に、共に考えていただきたいテーマです。

第7章
アトピー・アレルギーと上手につき合うために

ひとりで悩まないでまわりの人と話そう

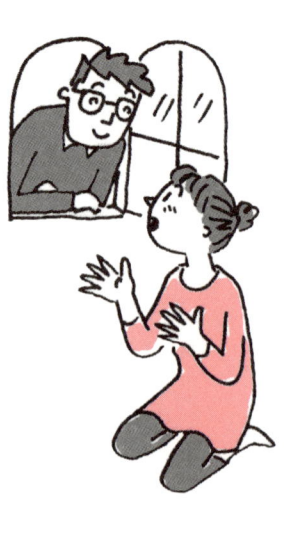

この章では、実際に困っている人の声を紹介しながら、問題解決への考え方や、原因のさぐり方などを紹介します。

また、巻末には、解決の手助けになりそうな団体や資料のリストを掲載しましたので、合わせてご活用ください（これらの資料は、アトピッ子地球の子ネットワークが、実際の電話相談を行なう際に利用している資料です）。

これまで繰り返し述べてきましたが、さまざまな悩みやトラブルを解決するキーワードは、「対話」です。

なんだそんなことかと思われるかもしれませんが、実際に行動を起こすには、勇気や体力が必要です。工夫や知恵も必要です。ねばり強さやしなやかさも必要です。ときにはちゃめっ気や、ユーモアのセンスもいるかもしれません。

そういった力すら湧いてこなくなってしまったときは、悲しい本を読んだり、悲しい映画を見て、とにかく無理やり泣いてみてください。心の中のつらいかたまりは、不思議なことに、涙を流すと少しだけやわらかくなるのです。

涙を流すための胸を貸してくれる友人がいるときは、ぜひその友人と会ってください。

筆者の子どもは、小さい頃アトピーに苦しんでいて、筆者自身も疲れ果ててしまい、外に出る元気もなくなってしまったことがあります。そんなときは、テレビで悲しいテーマの番組を見て、泣きました。そして、泣いたあとは、活力が湧いてくるのを静かに待ちました。

人と会話したり、共感を得たいときに無理は禁物です。あせらないで、まず自分自身の心の中がつらくなたくなっていないか、自分自身と会話してみてください。

152

必ず道は開けると信じて

今、いろいろ悩んでしまっている人に、先輩お母さんの解決の道を探していった人たちの話です。必ず、出口はあるということを知ってほしいと思います。それぞれつまずきがありながらも、体験談を紹介します。

わずか4歳でリバウンドを経験。保育園では、手足の皮膚がポロポロとこぼれ、手遊びができなくなった時期は休みがちでしたが、先生がとてもあたたかく対応してくださり、なんとか保育園をやめることなく、在園中にステロイド離脱をすることができました。

他のお子さんから「気持ち悪い」と言われ、いやな思いをしたこともありますが、本人も家でじっと耐えているより園で過ごす方が気持ちがまぎれるらしく、がんばって通ったと思います。

先生や理解のあるまわりのお母さんたちからも、ずいぶん励まされ、私も勇気づけられました。今でも道で顔を合わせると、「お昼寝の布団が血だらけだったことがうそのようですね」と声をかけられることがあります。

●小学2年生　女子

4歳の頃までは、食品添加物や農薬に対してとても極端に反応し、呼吸困難になったり、全身が痒くなったり、鼻水が出たりとても大変でした。

動物性タンパク質を極力食べないようにし、油もののメニューを2週間に一度くらいに抑えて、3年が経過しました。いように心がけて、糖質もできるだけとらな気がつくと、子どものアレルギーを通して、加工食品や有機農産物のこと、水質汚染のことなど、さまざまなことを学んでいました。考え方や価値観も変わり、他人と同じになろうとすることがとても無意味に思えるようになりました。

子どもも最近では堂々としていて、症状をからかわれたりすると、図や絵を書いて食品添加物の話や自分の身体のことを説明するようになりました。

●小学6年生　男子

兄弟で違う食べ物にアレルギー反応を起こします。

下の子はたいていのものは食べられるのですが、お兄ちゃんは卵を食べるとアナフィラキシーショックを起こします。お兄ちゃんは食べ物に対する執着が強く、弟が食べているものをいつも気にしていて、ひとかけら多い少ない、おまえはずるいといつもケンカをしていました。

ところが、小学校に上がり、自分のクラスと隣のクラスにひとりずつ食物アレルギーの子がいて、一緒に食事をするようになると、そのようにこだわりが消えてしまいました。

自分だけが特別なわけではないと思えたのか、単純に新しい集団生活を楽しんでいるうちにそうなったのか、いずれにせよ、お兄ちゃんは変わったのです。

●小学1年生　男子

食物アレルギーがあり、他の子と同じものが食べられない

●公園で……
公園で子どもたちを遊ばせるのが日課になっていますが、おやつの時間になるのが憂うつです。卵、牛乳を抜いたおやつを持っていくのですが、どうしてもほかの子のおやつをほしがるからです。

●1歳7カ月　男児

●催し物の手伝いで……
団地の催し物のお手伝いに親子で参加して、出前をとることになったが、食べられないものを説明するとその場が白けた感じになってしまった。それ以来何かの集まりに参加するのがおっくうで、最近は外に買い物に出かけるのもいやになってしまった。

●7歳　女児

●おやつの時間で……
友だちの家に遊びに行くと、その家の子がおやつの時間に何か食べたくても食べられないので、だんだんと遊びたがらなくなり、地域で孤立してしまった感じがする。気にせずに食べてくださいといっても、そうはしづらいようだ。

●3歳5カ月　女児

●友だちの家で……
ひとりで友だちの家に遊びに行ったとき、相手の家の人が気を使ってくれるのが申し訳ない感じがする。

●6歳　男児

●まわりの目が……
食物アレルギーの子どもがまわりにいないので、特別な目で見られる。神経質な母親、虚弱な子どもという扱いがいやだ。

●4歳8カ月　男児

●クリスマスで……
クリスマスのとき、かわいくてきれいなケーキが食べられなかった。本人は何も言わなかったが、この子が不憫（ふびん）で、かわいそうなことをしたと今でも思っている。

●5歳　女児

154

「みんなと同じ」にこだわらないで

私たちは、「みんなと同じ」でないと、何か負い目を感じてしまう傾向がありますが、同じでないことは恥ずかしいことではありません。小さい子の場合、お母さんが負い目を感じていては、子どもにもマイナスの気持ちが伝わってしまいます。まわりの人たちは、案外寛大な気持ちを持っているかもしれません。もっと、気持ちを楽にしましょう。

具体的な対策としては、以下のようなものがあります。

● 友だちの家に遊びに行かせるときは、おやつ持参で行く。相手の親に事情を説明しておく。
● おやつをたくさん作って、自宅にみんなを招待する。
● 市販のものでも食べられるおやつのリストを作っておき、「これなら食べられる」というものを子ども自身に理解させておく。
● 人の身体は一人ひとり異なるもので、同じように食べたり、同じように行動できなくても、ちっともおかしくないのだということを、幼い頃から語りかけ、理解させる。

孤立しないために患者の会なども利用して

すぐ近くに同じようにアトピーで悩んでいる友人や知り合いがいるとそうでない場合は、各地に患者の親たちが作った会が多数ありますから、そうした人たちと接点を持つことをおすすめします。児童館、保健センター、生涯学習課、社会教育課、子育て支援の窓口などに団体情報が置かれていたり、イベントの案内が出ていることがあります。

元気があって、友だちづくりが得意な人であれば、自分自身で会を作ってしまうのもひとつの方法です。アトピッ子地球の子ネットワークでも、お手伝いします。

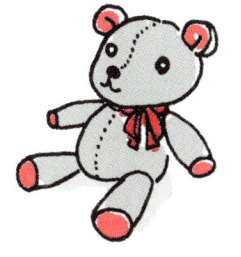

アトピーへの無理解から対応に深く傷つく言葉や対応

●「気持ち悪い」と言われた

顔にアトピーの症状が出ていたとき、気分転換のためもあって、夕方よく親子で公園を散歩していた。見知らぬ人に「気持ち悪い」と言われ、非常にショックだった。

●小学1年生　男子

●「顔がこわい」と言われ…

クラスメイトから「恐ろしい顔をしている」と言われました。初めは冗談かと思っていたのですが、相手の子が顔を見るのを本当にこわがっていることに気づき、本人は悲しくなったようです。どう応えたらいいのかわかりませんでした。

●小学5年生　女子

●「うつる」と言われた

学校給食は、アレルギー用の食事を作ってもらっています。「同じものを食べるとアトピーがうつるぞ」と言って、除去食をからかわれます。

●小学2年生　男子

●「そばに寄るな」と言われた

学校で「うつるからそばに寄るな」と言われた。給食の配膳のときや野外授業のとき、食べ物にふれさせてもらえない。

●小学4年生　女子

●手をつないでもらえない

体育の授業のとき、手のひらにアトピーが出ていて、手をつないでもらえなかった。症状が全身におよんでいて見た目がとても悪いという理由で、人数を数えるとき、とばされるなど一人前の「人」として扱ってもらえなかった。

●小学6年生　男子

●食物アレルギーをまねする

同じクラスにいる好き嫌いの激しい子どもが、食物アレルギーをまねて、嫌いなものを食べなくなってしまった。好き嫌いをなくすことをクラステーマに掲げていたときだったため、学級会で集中的に食物アレルギーであることを非難された。翌日から学校に行くのをいやがるようになってしまった。

●小学5年生　女子

学校でのトラブルは まず先生を味方に

まわりの人からひどいことを言われ、それが心の傷になっていても、本人はその事実をなかなか親に伝えてくれません。口数が減り、捨てばちになり、妙に甘えたり、妙に大人ぶってみたり、閉じこもってしまったり、子どものいつもと違う態度で、おやおかしい、何かあったなと気づくことがあります。

学校で起こるトラブルに対しては、基本的な事実をまず担任の先生や養護教諭に理解してもらい、まわりの子どもたちに対して、先生から次のことを説明してもらうことから始めます。

● アレルギーとはどういう病気か。
● アトピー性皮膚炎はさわってもうつらないということ。
● 食物によってその子ども本人にどんな反応が起こるかということ。

● 他の人より劣っているから疾患があるわけではないということ。

また、本人に「治せる」という自信を持たせるために、学校を休んで治療に専念することが必要な場合もあります。症状が重いぜんそくやアトピー性皮膚炎、ステロイドの離脱期に入り、皮膚の悪化傾向とともに精神的に緊張や不安が続いている人、などがそれに該当すると思います。

学校が併設されていて、入院加療できる病院もあります。

また、いじめなどの深い根があるときや、親子の語り合いがどうしてもうまくいかない場合は、児童相談所やカウンセラーの力を借りることも選択肢のひとつです。

全体を通して、いくつかキーワードがあります。下記を参考にしてください。

❶ 母親が必要以上に悲観しない。
❷ 威圧的に根掘り葉掘り問いつめない。
❸ 必ずよい道が開けることを確信し、行動する。
❹ 何か新しい行動を起こすときは、大人たちだけで判断せず、本人を巻き込むこと。

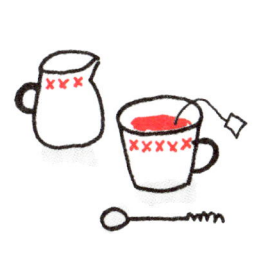

肌の状態が悪いので、人の視線が気になる

●人の視線がつらい

修学旅行で友だちと一緒にお風呂に入るのがいやだった。水泳の授業で人に肌を見られ、「どうしたの」とか「膿(うみ)が出ている」とか言われるのがつらかった。

ステロイドを使っていてもひどくなるばかりなので、ステロイドの使用をやめ、リバウンドが出たこともあって高校を休学した。リバウンドもつらかったけど、人の視線はもっとつらかった。

●高校2年のときから休学中 18歳 女子

●いつも誰かに見られてる

いつも誰かに見られているような気がして、つまずいたり、くしゃみをしても意識してしまって、変な緊張がある。電車の中などで、友だちと笑い声をたてたり、つつき合ったりして陽気なときもあるが、まわりの人とちょっとでも視線が合うと、自由にふるまえなくなってしまい、友だちと気まずくなったこともある。

●中学2年生 男子

●人に見られるのがいや

人に見られるのがいやでうつむいて歩いていました。雨の日は蒸れて痒くなるのですが、傘をさして歩けるのでうれしかった。1年中長袖を着ていなければならず、夏はとてもつらかった。

ステロイド離脱後いったん症状が落ち着いたが、外食すると顔がはれたり、手足のくびれが痒くなることに気づいた。食物を制限しており、どこへ行くにもお弁当を持参。少し不便だが症状が出ないことがうれしい。

●会社員 24歳 女性

人目が気になるのはなぜだろう？

アトピー性皮膚炎や食物アレルギーがある人は、とにかくがんばりやすい人が多いと思います。でも、たいていのことはがんばっていろいろな山を乗り越えてきたのに、他人の「無理解の目」を変えることはできそうにないのです。

しかし視線を向けている人は、心配したり、かわいそうに思ったり、自分が知っている療法を教えたいと思っていたりして、悪意ばかりではないのかもしれません。でも患者の側からすれば「そっとしておいてほしい」という気持ちは、外に向かって発する消極的な攻撃ですが、何について言っているのかというと「私のアトピー性皮膚炎について」なのです。

「私のアトピー性皮膚炎については、そっとしておいてほしい」。今までにあまりにもいろんな人からいろいろに論評されてしまったので、もうこれ以上ふれてほしくないし、見てほしくないのです。

それは他人に対して表現していることなのですが、本当にこのことから逃れたいと思ったら、何よりも、自分自身が「アトピー性皮膚炎についてそっとしておく」ことが必要です。

自分自身の目をアトピーからそらす

ちょっと難しいことだけれど、痒みを忘れるために何かをするのではなく、アトピー性皮膚炎を治すために何かをするのでもなく、自分が楽しく生き生きとするために没頭できることを見つけるのです。

例えば、

● 深夜番組にリクエストを送る。
● ジグソーパズルを完成させる。
● 本を読む。
● 音楽を聴く。
● 絵を描く。
● 友だちに手紙を書く。
● もう少し元気になったら、何かの資格をとる勉強をする。
● 何かのサークルに入る。
● 友だちに会いにいく。

人に見られても納得いく自分であれば気になることもなくなります。

一生懸命になっているものが何かありますか？　自慢したいようなことを自分の中にたくさんため込むのもいいでしょう。心の元気を大切にしてください。

家族や親族に正しい情報を

家族や親族は身近な存在であるだけに、無神経な対応や発言をされると、それだけショックが大きいものです。

このような人たちは、アトピーのことを正しく理解していないので、このような行動に出るのです。悪いのは相手ではありますが、放っておくと相手との関係をこじらせてしまうことにもなりますから、ここは百歩譲って、アトピーを正しく理解してもらうようにこちらから働きかけるしかありません。

相手を説得するには、自分自身も勉強したり、説得方法を学ぶ必要があります。

医療従事者が集まる学会でも、市民向けのセミナーが無料で開催されることがあります。学会の開催情報は主にインターネットからとるしかありませんが、大きな書店の医学関係の書棚近くには、医療従事者向けの雑誌などもおかれており、そういった雑誌から情報を得ることもできます。勉強会やセミナーをどんどん利用してみましょう。

（日本小児アレルギー学会、日本アレルギー学会、日本難治性喘息学会、日本皮膚科学会、食物アレルギー研究会、アトピー性皮膚炎治療研究会、皮膚科心身医学研究会、日本アレルギー協会、独立行政法人環境再生保全機構など）

各地の患者の会やネットワークでは、アトピーの治療をめぐる現状や、患者と社会との関わり方などについて勉強会やイベントなどを開催しています。

人目を気にする家族や親族

●アトピーが恥ずかしい親族

実父は、アトピー性皮膚炎の孫がいることを恥じていて、遊びに行ったときにたまたまお客さんが来たりすると、あわてて私たちを追い返します。ジクジクした患部がたまたま父の手にふれたりすると、いやな顔をしてあわててふきとります。人目を気にして、孫がアトピー性皮膚炎だということを心底いやがっているのがわかります。

●5歳　女児

●家系にアトピーの子

親戚は「家系にこんなひどいアトピー性皮膚炎の子どもがいるのが恥ずかしい」と言い、あからさまに帰省をいやがります。実家に帰るときは夜中遅くにこっそりと帰るようにしています。情けなくて、涙が出ます。

●3歳　男児

アトピーの症状のため集中力がなくて困る

●過敏症の症状がつらい

化学物質過敏症と診断された。乳製品のアレルギーもあるようで、アレルゲンになっているものを食べたり、吸入してしまったり、ふれたりすると、眠くなったり、判断力が低下したり、ひどいときは人に対してすごく攻撃的になって、暴れ出したこともある。

じっと座っていることができない日が何日も続いたり、落ち着いた様子の日が続いたり波がある。落ち着いているときは、皮膚の状態もいよいよ悪い気がする。

●小学4年生　男子

●痒みの発作が起きる

授業中に痒み発作が起こり、立ち上がってわーっと掻きだしてとまらなくなった。廊下で掻くように先生に促され、廊下に出ると掻きながらぼーっとした状態で、その日はずっと廊下でうろうろして着席することができなかった。その日のことについて質問すると、「集中すると痒くなるのでぼーっとしていた」と本人は説明する。

●小学4年生　男子

●集中できない

いつも全身をかいていて落ち着きがない。保育園でも「一列に並ぶ」「虹の色の順番に色鉛筆を並べる」という、単純なことが、集中してできない。発達が遅れているのではないかと不安になることがある。

●6歳　男児

集中力のなさを訴える人は多い

アトピー性皮膚炎にかぎらず、アレルギー性鼻炎や食物アレルギー、化学物質過敏症などの場合でも、集中力がなくなることを訴える人はとても多いと思います。

症状のつらさもさることながら、人から理解されない、それも特に家族からも理解されないで、「ぐずぐずしている」「だらしない」と評価され、つらい思いをしている人もいるでしょう。

集中力の回復は、痒みの緩和や炎症を抑える以上にやっかいなことです。しかしときには、リラクゼーションや心理的サポートによって快方に向かう場合もあります。

アトピー性皮膚炎の治療に心理的なサポートが必要であることを示唆している医師もいます。

痒みで夜眠れなくて、翌日に影響が出る

●授業に遅れたくない

ダニとカビがアレルゲンだと言われ、思いつく対策はすべてやりました。夏休みに突然悪化し、原因がわからずあわてたのですが、プールに入った日の夜に猛烈に痒くなり、かきこわしていることがわかり、あわてて入るのをやめました。

一度悪くなった皮膚はなかなか回復せず、夜も眠れない日々が続きました。悪い時期もよい時期も経験していますので、不眠については思い悩まずに過ごしているのですが、授業に遅刻することができず、寝不足の状態で授業を受けさせるのがかわいそうでしかたありません。

本人はアトピーが原因で授業に遅れたり、人に迷惑がかかることを極端に嫌います。

●小学5年生　男子

●かくれ食べをする

制限していたアレルゲン食物を解除したら、おねしょをしたり、寝言を言うようになりました。医師と相談して再び制限をしているのですが、本人が納得せず、時々かくれて何か食べているようです。そのたびにおねしょをして本人も気落ちし、たび重なるうちに緊張して眠れないようです。

●小学4年生　男子

●夜眠れない

子どもの体調が落ち着き、最近ようやくおだやかな日々が増えてきたように感じています。ところが、子どもにつき合っているうちに、私は昼間どんなに疲れていても、夜眠れなくなってしまいました。明け方に少し眠ったと思うと、もう起床時間がきて睡眠不足で困っています。

●2歳半　女児

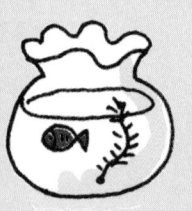

眠りのシステムがおかしくなっている

アトピーの患者さんの多くは、痒みのつらさばかりでなく、不眠のつらさも訴えられます。

布団の中に入ると身体が暖まり痒みが増すため、かき続けてしまうことに加え、自律神経の働きの乱れから副交感神経と交感神経のバトンタッチがうまくいかず、「眠り」にたどりつくことができなくなっているからです。

「眠り」のシステムが、「夜起きて昼間眠る」というアンバランスな状態になっているわけですから、「夜だから眠らなくては」とあせっていろいろな眠る試みをしても、ほとんど役には立ちません。

睡眠薬を処方されることもありますがそれは強制的に「眠い状態」を作り、不眠のつらさを一時的に緩和させるこ

とはあっても、眠りのシステムをとりもどすものではありません。

「眠りの回復」は、一見遠回りのようですが、自律神経の正しい働きをとりもどすことが、何よりも重要になってきます。

自然な働きを呼び覚ます

自律神経を刺激する方法で一般によく知られているのは、お風呂上がりに水をかぶる方法です。

皮膚症状がそんなに悪化した状態でないときに試みてみるとよいのですが、お風呂から上がるときに、手先やつま先などの身体の末端から、身体の中心に向けて徐々に水をかけます。これは開いた毛穴が急速に閉じる刺激を皮膚に直接与えることと、体感温度が急速に変化することで、身体全体の神経の働きを呼び覚まそうという試みです。

また、心や身体の無用な緊張をほぐし、本来の働きを自然に回復させることを目的とするものに、リラクゼーションや自律訓練法というものがあります。

リラクゼーションには、瞑想、気功、ヨガなどいくつかの方法があります。

いずれも、ヒーリングミュージックを聴いたり、落ち着いた雰囲気の中で、身体をリラックスさせ、楽しいことやこれからの自分について前向きな明るいことをイメージする「イメージング」と「深い呼吸」が重要な働きをします。

自律神経の回復は、心療内科が専門です。心と身体の両面をバランスよく整えることで、「痒み」や「眠り」を上手にコントロールしたいとき、手助けしてくれるところです。自律訓練法がうまくマスターできないとき、不眠が続き、他の臓器までおかしくなりそうなほど体調悪化が著しいとき、訪ねて

みるとよいでしょう。

心療内科のある病院に自律訓練法などの指導をしているかどうか尋ねてみてください。

ほとんどすべての病気の回復には、身体と心のバランスを回復することが重要な要素を占めています。心療内科は、「心身のバランスの回復」について手助けしてくれるところです。ただ、残念なことに、すべての病院がそのような考え方に立っているわけではなさそうなので、事前に問い合わせ、指導科目や診療の内容を確認する必要があります。

また、鍼灸（はりきゅう）やあんまと漢方を総合的な治療方針にかかげ診療を行なっている、中医や和漢の専門医を訪ね、個別の臓器の治療ではなく、自律神経のバランスの回復や、血行（体液）の循環を中心とした治療を受ける方法もあります。

不眠を甘くみない

仕事を持っている人や学生、主婦の人など、社会生活を営んでいる人々は、少しぐらい寝不足だからといって、休んでばかりもいられないという事情を持っています。

しかし、不眠は長く続けば身体全体に悪影響をおよぼすのです。胃の働きや腸の働きが弱まれば、皮膚の状態も悪化しますから、悪循環から逃れられなくなってしまいます。

眠れないことにあせってしまうことは禁物ですから、おうように構えていてほしいのですが、長期化する不眠はほったらかしにしないでください。根本的な解決についてぜひ前向きな方法を見つけてください。

そのときに重要なことは、「痛みがなくなれば不眠は解決するのだから」と

さまざまな療法にとびつくことは絶対にせず、「心身のバランスが回復すれば痒みや不眠はコントロールできる」と考えることです。

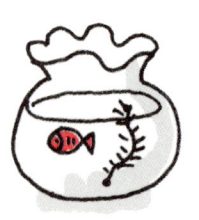

そのために何をすべきか考えてみて、会社や学校を休むなど物理的な「休息」が必要なときは、思いきってきちんと休むべきです。

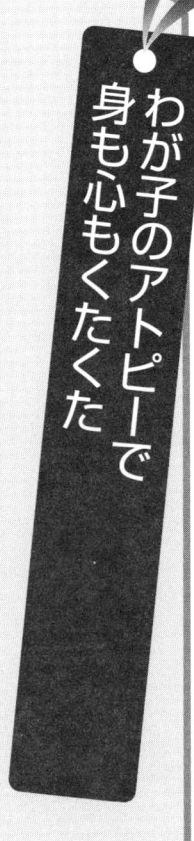

わが子のアトピーで身も心もくたくた

●さまざまな症状が次々起こる

粉ミルクを飲むと嘔吐するようになり、アレルギー用粉ミルクを飲んでいます。
卵と乳製品を食べないようにも言われました。私が食べたいものと子どもが食べられないものが同じで、私はとてもストレスがたまります。
そのうえぜんそくがあり、昼寝のときも夜寝るときも、布団に入るとゼーゼーと息苦しそうにして、なかなか寝つけず、ごそごそ布団の中で寝返りばかりうっています。
そのうちに汗だらけになり、こんどはポリポリかき始め、ぐずぐず泣きを始めます。寝つくまで2時間近くかいて泣いたりしています。お昼寝布団に黄色い汁があちこち付いていたり、お風呂に入るときに痛がったりするのを見ていると悲しくなります。夫は「お前が子どものことを丁寧に見てやらなかったこうなったんだ、泣き言をいうな」と言うので、誰にも相談できません。

●1歳9カ月　女児

●誰にも相談できない

スイミングスクールに通っていたら、皮膚が乾いて粉をふいたようになり、あちこちに小さな赤いぽつぽつが出ました。最初のうちは「また掻いているな」と思ってみていたのですが、かぜをこじらせて1週間ほど保育園を休んでいるうちにその赤いぽつぽつから汁が出てくるようになりました。そんなことがあってから、実は1年以上同じような状態が続いています。近所の小児科に行って保湿剤をもらっていますが、よくなったり悪くなったりしています。

●4歳　男児

●母子3人に症状がある

上の子のぜんそくが落ちついてきた矢先から夜眠れると思っていた矢先、2人目を妊娠しました。妊娠中から私自身にアトピー性皮膚炎が出始め、出産後も皮膚の状態はよくなりません。おっぱいのまわりにも湿疹があり、軟膏を塗らなければならないので、生後4カ月から下の子ルクに変えたところ、今度は下の子が下痢やおう吐を繰り返すようになり、終わりのない不眠が続いています。

●4歳、8カ月、母35歳

家族も休養をとる工夫を

授乳期は、3時間おきに起きておっぱいをあげるという暮らしが何カ月も続きます。この時期は、川の流れに身をまかせるようにして不眠がぜんぜん苦ではない人がいるかと思うと、身も心も疲れ果ててしまう人もいるようです。

授乳期がつらかった人が、運悪く「アトピー」に出くわしてしまうと、「子どもが生まれてこのかた、まともに眠ったことがない」ということになってしまいます。

イライラの原因はいくつもあると思うのですが、「本来こうあるべき」という姿を思い浮かべ、それに無理やり合わせようとするとき、不都合が起きているようです。

・昼間は起きていなければならない。
・夜は8時間眠らなければならない。
・食事をきちんと作らなければならない。
・朝は夫より前に起きなければならない。
・夫の帰りがどんなに遅くても起きて待っていなければならない。
・家族全員が入浴したあとに入浴しなければならない。

などなど、「こうでなければならない」と思い込んでしまうことがらは、身のまわりにたくさんあります。けれども、妊娠、授乳、子育て、看病というような、体力と気持ちのゆとりが必要な時期は、「ねばならない」をあきらめた方がよいときもあります。

また、
・子どもは親の言うことを聞くものだ。
・子どもが生まれる前と後で生活を変える必要はない。
・子どもはかわいいものだ。
・子どもはたくさん眠るものだ。
・子どもはすくすく育つものだ。

という思いが強すぎると、「どんなに努力してもちっとも報われない」「これ以上どうしたらいいのかわからない」事態に陥ってしまいます。

現実は思いどおりにいかないものです。そのことを、子育てに関わる家族みんなが少しずつ割り引いて考えることができたら、お母さんはもっと楽になれると思います。

また、子どもを寝かせる方法についてですが、寝つくまで息苦しい子どもの場合は、身体を大きなものに寄りかからせると息苦しくなくなることがあります。タオルケットを小さくたたんで抱えさせたり、抱っこの状態で寝かせたり、いろいろ方法はあります。子どもの様子をよく観察して、楽になる方法を見つけてあげてください。

自律訓練法

自律訓練法は、心や身体の緊張をゆるめるための手法として開発された休息の方法です。

自律訓練法は、誰もが簡単に行なえるように一つひとつの動作が非常に単純化されています。生理学的にみると大変理にかなったものなのですが、これ以上整理できないという一番素朴なところまでつきつめてまとめられているので、かえって神秘的なイメージがあるかもしれません。

自律訓練法による効果

1. 蓄積された疲労の快復。
2. イライラせず、おだやかになる。
3. 自己統制力がつく。衝動が抑えられるようになる。
4. 能率が上かるようになる。
5. 痛みや苦痛の緩和。
6. 内省力がつく。向上心が増す。

始める前の準備

1. 静かな場所、気がねのない場所で。
2. 指輪、腕時計、ネクタイなどをはずす。できれはリラックスできるしめつけない服装になる。
3. 仰向けに寝る、ゆったり椅子に座るなどの安定した姿勢をとる。
4. 目を閉じる。

やり方

　自律訓練法は、無理やりに心や身体を落ち着かせるものではなく、落ち着いた状態を身体に記憶させ、必要なときにいつもその記憶を呼び覚ませるようにするものです。

　頭の中で指令したことが身体にすぐ反応するように、一定のくせをつけるのです。

　やり方は、基本の形を順番に頭の中で繰り返し、身体がそのように感じる練習をします（右手が感じられるようになったら左手、次に右足、左足と順に）。

　全体で15分ほどですが、最初から全部をやるのではなく、1テーマずつ増やしながらマスターしていってください。少しずつ毎日、できれば1日2～3回、家事や仕事の合間で、「さてお茶でも飲もうか」というようなときに「さてリラックスでもするか」と言って始めるようなかたちで、さりげなく日常の行動の中に組み入れていくとよいでしょう。

基本の形

深くゆっくり息をします。

「気持ちがとても落ち着いている」
「気持ちがとても落ち着いている」
と心の中で繰り返す。
体の各部位について、それぞれ2回心の中で繰り返し、実感する。

「右手が重い」
「左手が重い」
「両手が重い」

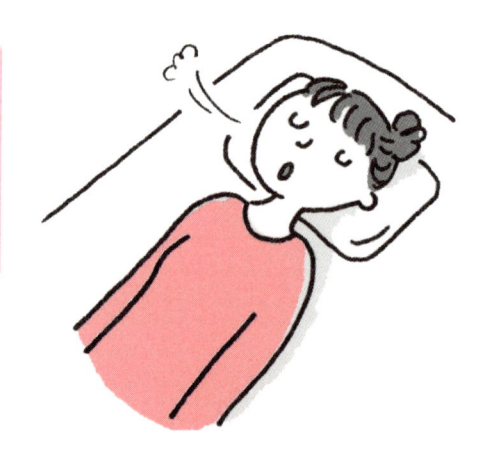

自律訓練法

手が実感できたら、深くゆっくり息をします。
続いて足も同じようにしてみましょう。

「右足が重い」
「左足が重い」
「両足が重い」

「右手が温かい」
「左手が温かい」
「両手が温かい」
「右足が温かい」
「左足が温かい」
「両足が温かい」

「心臓が規則正しく打っている」
「呼吸がとても楽だ」
「お腹が温かい」
「額にすずしい風が吹いている」

身体が心地よい感じになったら、その感覚を少しの間味わってからゆっくり身体を起こします。

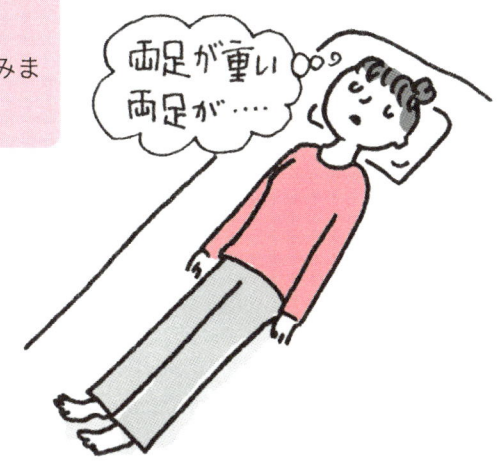

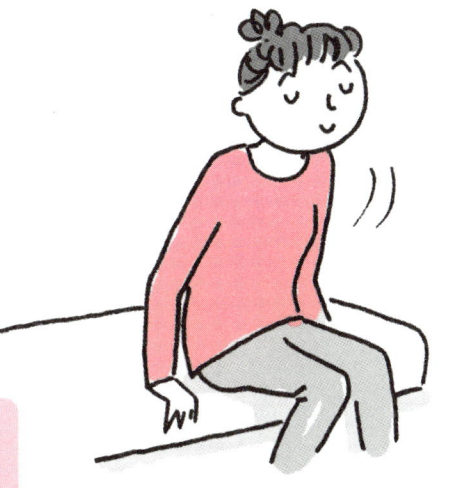

ノーマライゼーションについて

この社会には いろいろな人がいる

　背の高い子ども、背の低い子ども、手足が不自由な人、そうではない人、学校給食が食べられる子ども、食べられない子ども、太っている子、やせている子、いろいろな子どもがいて、アトピーの子どもやそうでない子どももいます。

　子どもたちはみな、保育園や幼稚園、小中学校など、あらゆる場面で「どの子もみんなすこやかに」育つ権利を持っていて、それを前提に集団の教育や福祉が実現しています。

　しかし、お弁当を持っていったり、身体をふく時間が必要だったり、除去食の給食を作ってもらおうとしたり、集団生活の中でみんなと違う何かを、必要に迫られて実現しようとするとき、「みんなと違うから」「特別扱いになるから」という理由で、教育者や福祉を担う人々から拒否されることがあります。

　人員や予算、さまざまな状況から、対処不能と判断されたとしても、できる範囲内でなすべきことはあるはずなのですが、それがなかなかうまくいかないのです。

アトピーの人が 受け入れられる社会を

　こんなとき、アトピー、アレルギーの症状がある子どもたちは、障碍者、健常者という言葉の範囲を越えているのではないかと感じてしまいます。

　そして、こんなとき、平等とは何か、人権とは何か、クオリティ・オブ・ライフ（QOL）とは何か、改めて考えさせられるのです。

　いま、もしもこのような壁にぶつかってしまった人がいるとしたら、辞書を開きノーマライゼーションとは何か、調べてみてください。ハンディを負った人たちが平等に生きられる社会こそが正常な社会であるという概念があることがわかると思います。

　その言葉をかみくだき、自分の言葉として使えるようになったら、教育者や福祉を担う人にあなたの言葉で語りかけてみてください。

　子どもたちの豊かな育ちを、教育や福祉の現場で実現させるのは、大人たちの努力をおいてほかにはないのではないでしょうか。

※障碍者（のりこえるものがある人）

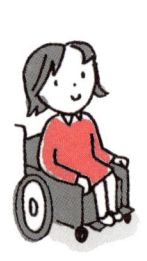

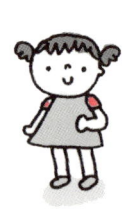

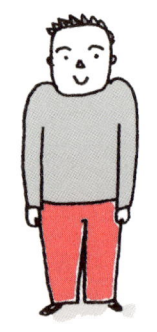

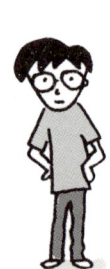

第8章

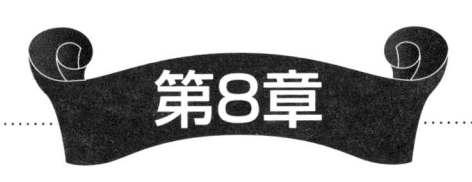

薬とのつき合い方、医師とのつき合い方

アレルギーやアトピーの薬

アトピー性皮膚炎の薬

皮疹、炎症を抑える	・ステロイド外用剤 ・非ステロイド系抗炎症外用剤 ・ワセリン、亜鉛華軟膏、尿素含有軟膏 （局部が感染症を起こしている場合は、抗真菌剤や抗生物質も用いる）
アレルギーを起こす化学伝達物質の働きを抑える	抗ヒスタミン剤 抗アレルギー剤 γ-リノレン酸
皮膚のコンディションを整え、再燃を予防する	ワセリン、親水軟膏、亜鉛華軟膏、尿素含有軟膏、ビタミン含有軟膏、ヘパリン類似物質含有軟膏 （オリーブオイルや市販のスキンケア用品なども用いる）
免疫の過剰反応を抑える	免疫抑制剤 （プロトピック、シクロスポリン）

アトピー性皮膚炎の薬

アトピー性皮膚炎の治療は、現状では薬物治療が中心ですが、使われる薬を大きく分けると、上の表のようになります。

一般的には皮疹をなくすために用いられる薬のうち、もっとも効力を発揮するのは、ステロイド外用剤だと考えられているようです。

ステロイド外用剤の使用については、さまざまな問題がありますので、177ページで改めてふれたいと思います。

ところで、Ⅰ型アレルギーの反応は、

主な抗アレルギー剤と抗ヒスタミン剤

		商品名	一般名	分類
第一世代抗ヒスタミン薬		レスタミン、ベナ	塩酸ジフェンヒドラミン	エタノールアミン系
		ダンリッチ	塩酸ジフェニルピラリン配合体	
		プロコン、アギール	テオクル酸ジフェニルピラリン	
		タベジール	フマル酸クレマスチン	
		ネオレスタミン	dl-マレイン酸クロルフェニラミン	プロピルアミン系
		ポララミン	d-マレイン酸クロルフェニラミン	
		ベネン	塩酸トリプロリジン	
		ヒベルナ、ピレチア	塩酸プロメタジン	フェノチアジン系
		アリメジン	酒石酸アリメマジン	
		ホモクロミン	塩酸ホモクロルシクリジン	ピペラジン系
		アタラックス	塩酸ヒドロキシジン	
		アタラックスP	パモ酸ヒドロキシジン	
		ペリアクチン	塩酸シプロヘプタジン	ピペリジン系
第二世代抗ヒスタミン薬		ザジテン	フマル酸ケトチフェン	
		アゼプチン	塩酸アゼラスチン	
		セルテクト	オキサトミド	
		ニポラジン、ゼスラン	メキタジン	
		ダレン、レミカット	フマル酸エメダスチン	
		アレジオン	塩酸エピナスチン	
		エバステル	エバスチン	
		ジルテック	塩酸セチリジン	
		タリオン	ベシル酸ベポタスチン	
		アレグラ	塩酸フェキソフェナジン	
		アレロック	塩酸オロパタジン	
		クラリチン	ロラタジン	
抗アレルギー薬	抗ヒスタミン作用をもたない	インタール	クロモグリク酸ナトリウム	
		リザベン	トラニラスト	
		アイピーディ	トシル酸スプラタスト	

『アレルギー疾患 診断・治療ガイドライン2007』から作表

身体にとっては異物となる特定のアレルゲンに対する免疫の反応ですが、アレルゲンが繰り返し身体に侵入すると、マスト細胞がヒスタミンやロイコトリエン、プロスタグランジンなどの化学伝達物質を遊離させ、アレルゲン（異物）から身体を守ろうとします（P12参照）。

この遊離した化学伝達物質が痒みなどの症状を生じさせるのです。

抗ヒスタミン剤は、遊離したヒスタミンよりも先に受容体と結合し、ヒスタミンが受容体とくっついてアレルギー反応を起こすのを防ぎます。

この薬は症状が出たときに飲みます。

抗アレルギー剤は、マスト細胞の細胞膜を強化することで、痒みの原因となるヒスタミンなどの化学伝達物質の遊離を抑えます。

この薬は、症状が出る前から一定の期間飲み続ける薬です。

小児に使用される抗ヒスタミン剤

	商品名	一般名	分類
第一世代抗ヒスタミン薬（古典的）	タベジール	フマル酸クレマスチン	エタノールアミン系
	ポララミン	クロルフェニラミン	プロピルアミン系
	アタラックスP	パモ酸ヒドロキシジン	ピペラジン系
	ホモクロミン	塩酸ホモクロルシクリジン	
	ペリアクチン	塩酸シプロヘプタジン	ピペリジン系
第二世代抗ヒスタミン薬（抗アレルギー薬）	ゼスラン、ニポラジン	メキタジン	メディエーター遊離抑制薬
	アレジオン	塩酸エピナスチン	
	ザジテン	フマル酸ケトチフェン	
	セルテクト	オキサトミド	
抗ヒスタミン作用をもたない抗アレルギー薬	インタール	クロモグリク酸ナトリウム	メディエーター遊離抑制薬
	リザベン	トラニラスト	
	アイピーディ	トシル酸スプラタスト	Th2サイトカイン抑制薬

出典：『アレルギー疾患　診断・治療ガイドライン2007』から作表

よく使われるぜんそくの長期管理薬（コントローラー）の種類と特徴

特徴	気道粘膜の慢性的な炎症を抑える			
種類	吸入ステロイド薬（副腎皮質ホルモン）		テオフィリン徐放製剤（キサンチン誘導体）	
効果効能	気管支の慢性的な炎症を抑える		ゆっくりと放出され、使用時間が長いのが特徴 気道の慢性的な炎症を抑える 気管支を拡張する	
	商品名	一般名	商品名	一般名
	キュバール	バクロメタゾンプロピオン酸エステル	テオドール	テオフィリン
	パルミコート吸入液	ブデソニド	テオロング	
	アドエア	サルメテロールキシナホ酸塩 フルチカゾンプロピオン酸エステル		
	フルタイド	フルチカゾンプロピオン酸エステル		
特徴	ぜんそく発作が起きるのを抑える			
種類	抗アレルギー薬			
	ロイコトリエン受容体拮抗薬		化学伝達物質遊離抑制剤	
効果効能	気道の炎症を起こすロイコトリエンが作用しないようにする		マスト細胞からアレルギー反応を起こす化学物質が放出されないように抑える	
	商品名	一般名	商品名	一般名
	オノン	プランルカスト水和物	インタール	クロモグリク酸ナトリウム
	シングレア キプレス	モンテルカストナトリウム	リザベン	トラニラスト
			ロメット	レピリナスト
			アレギサール ペミラストン	ペミロラストカリウム
特徴	ぜんそく発作が起きるのを抑える			
種類	抗アレルギー薬			
	ヒスタミンH1拮抗薬		Th2サイトカイン阻害薬	
効果効能	アレルギー炎症を起こし、平滑筋を収縮させるヒスタミンが働くのを抑える		アレルギー炎症を起こす物質（サイトカイン）が作られるのを抑える	
	商品名	一般名	商品名	一般名
	セルテクト	オキサトミド	アイピーディ	トシル酸スプラタスト
	ザジテン	ケトチフェンフマル酸塩		
	ニポラジン ゼスラン	メキタジン		

ぜんそく治療薬

ぜんそくの治療薬は、①気道の過敏性を抑えたり、アレルギー反応を起こさないようにするなどのいくつかの方法を用いて発作を起こさないようにするもの。あるいは、②日常的に起きてしまっている炎症を抑えたり（コントローラー）、発作が起きたときに速やかに気道を広げたり、炎症を抑える働きをする（リリーバー）ものの、大きく2つの役割に分かれています。

中にはひとつの薬で2つの目的を果たすものもありますが、多くの場合、医師は別々の意図で薬を選んで処方しています。

日常のコントローラーを処方せず、発作止めだけを処方する医師もいますが、それは日常の炎症を抑えたり、アレルギー反応に対処することが考えら

よく使われるぜんそくの発作治療薬（リリーバー）の種類と特徴

特徴	気管支を拡張する			
種類	β2刺激薬		副交感神経遮断薬（抗コリン薬）	
効果 効能	交感神経を刺激して、気管支を拡張する 長時間作用するのが特徴		副交感神経を抑制して、気管支を拡張する	
	商品名	一般名	商品名	一般名
	セレベント	サルメテロールキシナホ酸塩	アトロベント	イプラトロピウム臭化物水和物
			テルシガン	オキシトロピウム臭化物

特徴	気管支を拡張する			
種類	テオフィリン		β2刺激薬	
効果 効能	気管支を拡張し、炎症を抑える		交感神経を刺激して気管支を拡張する	
	商品名	一般名	商品名	一般名
	ネオフィリン	アミノフィリン水和物	アスプール	イソプレナリン塩酸塩
			メプチン	プロカテロール塩酸塩水和物
			ベネトリン サルタノール アイロミール	サルブタモール硫酸塩
			ブリカニール	テルブタリン硫酸塩
			ホクナリン ホクナリンテープ ベラチン	ツロブテロール塩酸塩
			ベロテック	フェノテロール臭化水素酸塩
			アトック	ホルモテロールフマル酸塩水和物
			スピロペント	クレンブテロール塩酸塩

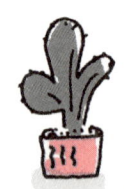

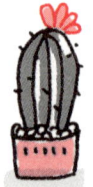

れていないため、長期的にみて患者にとっては不利な方法だと考えられます。また、発作のたびに気管支拡張だけ行なうやり方は、体に負担があることを知っておいてください。

ごく軽度なぜんそくがあり、発作止めのみを処方される場合は、ピークフローメーターを活用したり、運動をとり入れたり、環境を整備するといった、発作を起こさない指導が前提にあって成り立つものだと思います。

ステロイド外用剤について

炎症を抑えるステロイド外用剤

ステロイドは、本来は体内の副腎皮質から分泌されるホルモンの一種です。つまり、もともと私たちの体内にあるものです。

しかし、副腎皮質ホルモンは、身体の外から塗布や投与の形で補われると、逆に体内のホルモンが分泌しなくなる傾向があるということが一般に知られるようになりました。

ところで、医師が副腎皮質ホルモンを処方するのは、さまざまな刺激によって炎症が起こったとき、その炎症がそれ以上ひどくならないようにするために、主に抗炎症作用や免疫抑制作用を期待して、用いるようです。

第一選択の薬とはならないステロイド

アトピッ子地球の子ネットワークに寄せられる電話相談のうち、半数近くは乳幼児期の子どもを持つお母さんからのご相談です。4分の1が就学児童生徒の年齢で、食物アレルギーとアトピー性皮膚炎に関する相談、残りの4分の1は思春期以降から成人の、主にアトピー性皮膚炎に関する相談です。成人の8割近くの人が、ステロイド外用剤の連用による副作用や、突然に使用を中止したために起こるリバウンドの後遺症に苦しんでいます。

それらの現状をふまえて、小児期のステロイド外用剤の塗布指導をふり返ってみると、炎症をすばやく抑えるというステロイド外用剤の使用を第一選択とした治療方針の決定のしかたは、はたして妥当なものであるのかどうか、臨床の現場での議論が待たれるものだと、私たちは感じています。

医療従事者でもない私たちが、あえてその立場を越えてこのようなことを発言せざるを得ない背景には、❶ステロイド外用剤の連用によって症状が重

篤化したり、長期連用が10年以上続いていながら、長期連用に関する医師の指導がない。

❸ 使用中止によるリバウンドを経験する乳幼児などの相談が、窓口を開設して以来、いまだにあとを断たないという現状があるからです。

強度によって5段階に分けられる

アトピー性皮膚炎の治療に使われるステロイド外用剤は、その強弱を5段階に分類することができます（左ページの表参照）。

全身の皮膚は同じように見えて、実は部位別に薬の吸収率が違います。顔面や陰部は特に薬剤が吸収率が高いので、薬を塗布する場合は、薬剤の種類や強弱、量などの決定は慎重に行なわなければなりません。

慎重に使われるべきステロイド外用剤

塗り薬を使用している人に薬の名前を尋ねてみると、ほとんどの人が「ラベルがはがしてあるので、なんの薬かわからない」と言います。どのくらいの量をいつまで塗るのかという質問に対しても、「わからない」し、「不安だ」と訴えられます。

医師から「とりあえず塗ってみて、様子をみましょう」と言われ、チューブの薬を何本か出され、塗り終わっても症状が出たりひっこんだりしている。不安になったお母さんは、二度とその病院へ行かず別の病院にかかり、同様な処方を受け、同様に塗り続ける。このような姿は、私たちが知るかぎりでは、けっして特殊なケースではありません。それだけで6週間を費やし、薬がなくなったとたん、ひどい症状にみえるとき、薬剤投与（塗布）中心の治

療時間の中で短い会話をかわし、医師が、診断に必要な症状や経過などの情報を患者から十分引き出せないまま、症状の経過も多様です。そのうえ、短い診という疾患は、原因が多様ですし、症状個性があり、特にアトピー性皮膚炎にはありません。しかし、人の身体には正に使用できれば、それにこしたことはありません。しかし、人の身体には薬は、必要なときに必要な分量を適のです。

されていない長期連用」に陥っているそれと気づかないうちに、「誰にも管理方した医師も、薬を塗っている患者もまわれたという人も実際にいます。処

また、患者にとっては、医師が何をしようとしているのかわからないまま、手元に薬だけがあるという状況は、双方にとって、残念で不幸な結末です。

アトピー性皮膚炎の治療について考

ステロイド外用剤の種類と強さ

		代表的な商品名	一般名
1	ストロンゲスト（最強）	デルモベート	プロピオン酸クロベタゾール
		ジフラール、ダイアコート	酢酸ジフロラゾン
2	ベリーストロング（とても強い）	フルメタ	フランカルボン酸モメタゾン
		アンテベート	酪酸プロピオン酸ベタメタゾン
		トプシム、シマロン	フルオシノニド
		リンデロンDP	ジプロピオン酸ベタメタゾン
		マイザー	ジフルプレドナート
		ビスダーム	アムシノニド
		ネリゾナ、テクスメテン	吉草酸ジフルコルトロン
		パンデル	酪酸プロピオン酸ヒドロコルチゾン
3	ストロング（強い）	エクラー	プロピオン酸デプロドン
		メサデルム	プロピオン酸デキサメタゾン
		ボアラ、ザルックス	吉草酸デキサメタゾン
		アドコルチン	ハルシノニド
		リンデロンV、ベトネベート	吉草酸ベタメタゾン
		プロパデルム	プロピオン酸ベクロメタゾン
		フルコート	フルオシノロンアセトニド
4	マイルド（やや弱い）	リドメックス	吉草酸酢酸プレドニゾロン
		レダコート、ケナコルトA	トリアムシノロンアセトニド
		アルメタ	プロピオン酸アルクロメタゾン
		キンダベート	酪酸クロベタゾン
		ロコイド	酪酸ヒドロコルチゾン
5	ウイーク（弱い）	プレドニゾロン	プレドニゾロン
		コルテス	酢酸ヒドロコルチゾン

『アトピー性皮膚炎治療ガイドライン2008』から作表

療の困難さは、こんなときに顕在化するのだと思います。

や陰毛部などに塗布しやすい剤形です。

剤形によって違いがある

ステロイド外用剤の剤形には、軟膏、クリーム、ローションなどがあります。これは、主剤を溶かす基材による違いです。

軟膏は、乾燥しがちな皮膚に合うためよく用いられますが、小水疱ができている皮膚には向きません。また、季節や生活によって汗をかきやすい場合は、軟膏をつけた部位に熱がこもるために症状が悪化することがあります。

クリームは、皮膚に刺激を与える場合があります。用いるときには、経過をよく観察する必要があります。

ローションは、軟膏やクリームに比べ、効き目がおだやかなので、症状が重い場合には向いていません。頭髪部

ステロイド離脱によるリバウンド

長期連用してきたステロイド外用剤を急に中止した場合、症状が元来の状態以上に「跳ね返った」ように悪化する現象をリバウンドと呼びます。

なぜ、このようなことが起こるかというと、薬に依存していたために副腎機能が低下し、そこへ急に薬を中止したため、従来なかった症状までが激しく出現するのではないかといわれています。

ステロイド離脱、つまり急にステロイド外用剤を中止するのは、次のような事情によります。

❶ 患者が自由意志で離脱を希望する。

❷ 不慮の事態（例えば地震や災害にみまわれた場合）で強制離脱になる。

❸ 医師あるいは薬剤師の判断で離脱を

すすめる。

最近多いのは、❶の場合です。これは、ステロイド外用剤の副作用についての情報が行きわたった結果ともいえます。やむにやまれずという心情からなのでしょうが、行為としては無謀ともいえます。

そもそも、なぜ長期連用がされるのでしょうか。その背景には、いったん医師のもとで治療が始まると、治療過程での症状の悪化は「医師のせい」にされてしまうのではないかという、医師の思いがあるようです。また、実際に、このようにとらえる患者や家族が多いのです。

そのため、医師はそれを避けようとして、特に悪化する場合でなければ、一度使い始めた薬を使い続ける傾向にあるのです。

薬をやめることには、たいへんな勇気と患者との信頼関係が必要なのです

が、それを回避して治療を進めていくうちに、結果的にだらだらと薬を使い続けてしまうという例が多いようです。

ステロイド外用剤は、使用にあたっても、中止にあたっても、慎重なとり扱いが必要な薬であるということを、医師と患者が互いに十分に認識することが大切といえます。そのためには、相互の信頼関係の構築が不可欠です。

ステロイド剤の皮膚からの部位別の吸収率（前腕部を１としたとき）

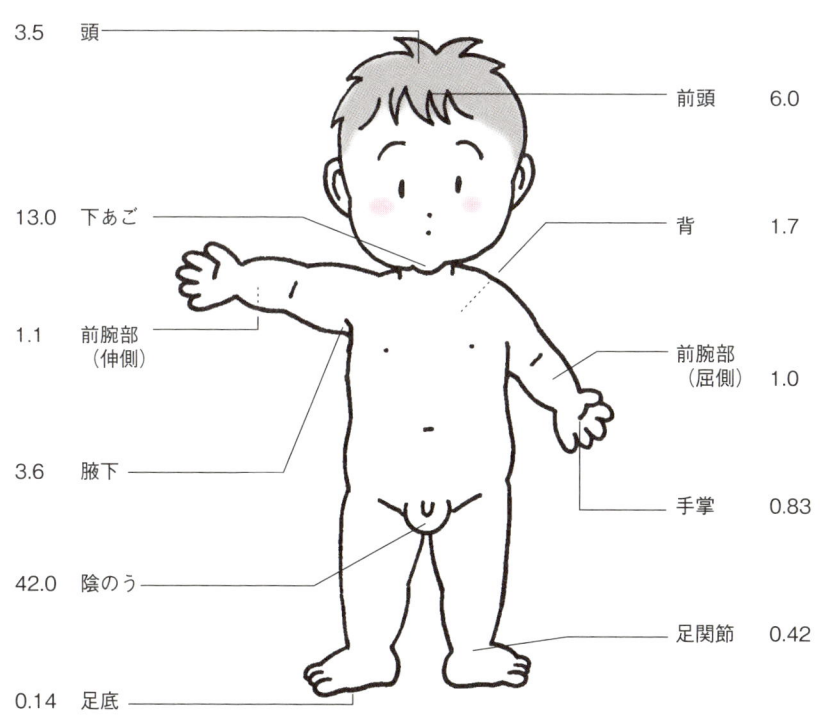

- 3.5　頭
- 6.0　前頭
- 13.0　下あご
- 1.7　背
- 1.1　前腕部（伸側）
- 1.0　前腕部（屈側）
- 3.6　腋下
- 0.83　手掌
- 42.0　陰のう
- 0.42　足関節
- 0.14　足底

出典『コメディカルのためのアトピー性皮膚炎対処ガイドブック』
（厚生労働科学研究）

身体に入った薬のゆくえ

飲み薬は血液の流れにのって全身へ

飲み薬は、口から入って、体内をかけめぐります。

まず、口から食道を通り、胃に入ります。胃の中では、胃の運動と消化酵素によって食べ物などと一緒にこねられ、粉々になります。そして、薬の一部は吸収されて肝臓へいきますが、大部分は小腸へと流れていきます。

小腸では、腸内細菌や胆汁などと混ざり合い、小腸の粘膜から吸収され、肝臓へといきます。吸収されなかった分は、便に混じって排出されます。

肝臓へ入った薬の一部は、ここで代謝酵素によって分解されますが、残り一部は皮膚から吸収され、血液の流れにのって全身へ送られます。そして、分解された分も分解されなかった分も、血液の流れにのって心臓に送り込まれ、心臓から全身へと送られていきます。

ここで、分解されなかった薬の成分が作用を発揮します。

薬は血液の流れにのり、一部は腎臓で尿になって排出され、残りの大部分は肝臓→心臓→全身と再び同じように流れます。これを何度も繰り返します。

塗り薬、注射、吸入薬などのゆくえは？

塗り薬は、直接皮膚に作用しますが、一部は皮膚から吸収され、血液の流れにのって全身へ送られます。注射は、直接血液にとり込まれ、全身をかけめぐります。飲み薬に比べ、即効性があります。吸入薬は、鼻や気管の粘膜に直接作用してから、粘膜を通じて血液の中に入り、全身へ送られます。座薬は直腸の粘膜から吸収されて血液の中に入り、全身をめぐります。

このように、薬は基本的には血液の流れにのって全身をめぐります。そのため、効かなくてもよい部位にも作用してしまうことがあり、これを副作用と呼びます。

薬の吸収のされ方

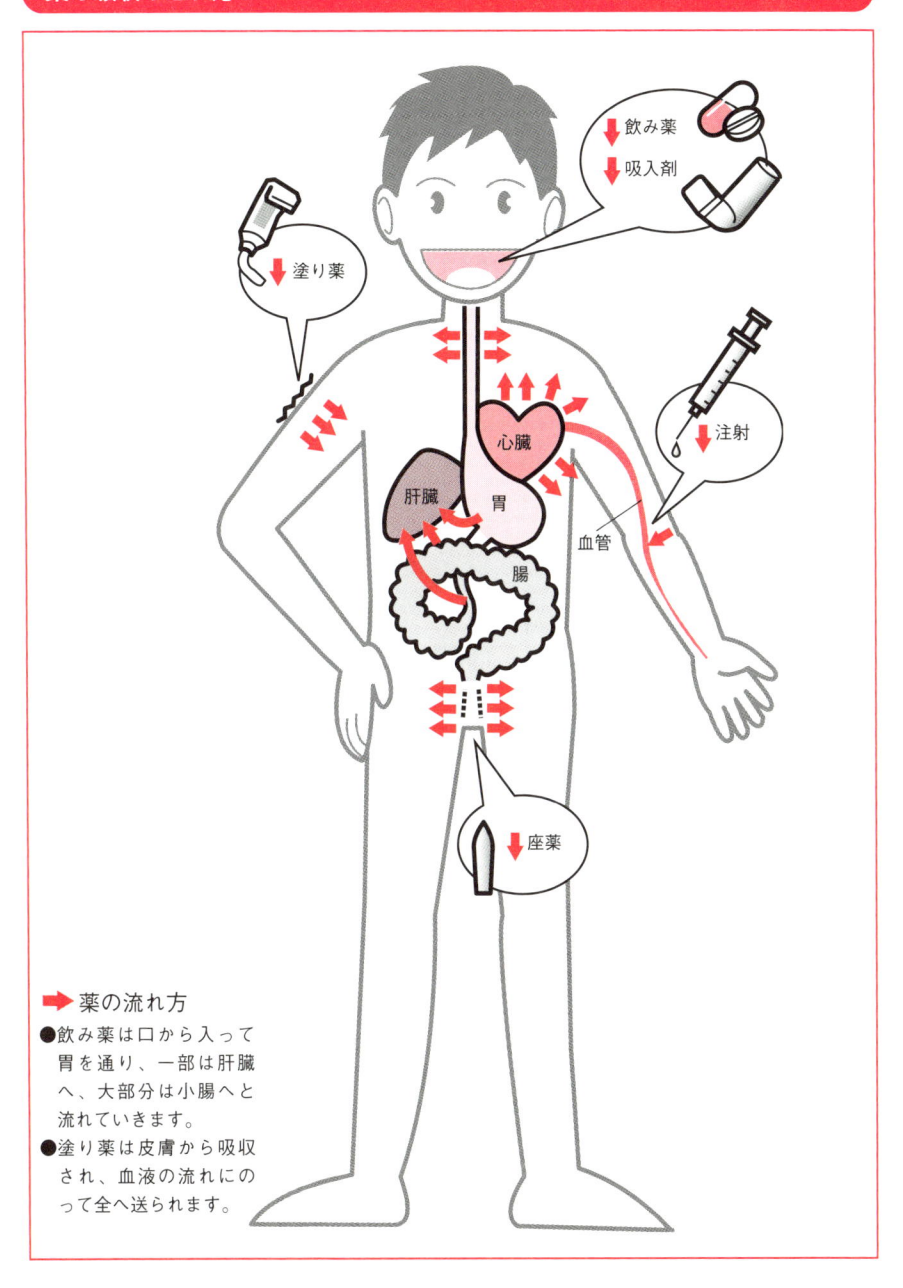

飲み薬
吸入剤
塗り薬
注射
心臓
肝臓
胃
血管
腸
座薬

➡ 薬の流れ方
- 飲み薬は口から入って胃を通り、一部は肝臓へ、大部分は小腸へと流れていきます。
- 塗り薬は皮膚から吸収され、血液の流れにのって全へ送られます。

薬とつき合う方法を身につけよう

量と頻度を記録する

製薬会社から医師用に配られる副作用情報を見ると、「長期に使用する場合、肝機能検査の実施が必要」と書かれているものがあります。長年同じ薬を処方されている人に、処方医から検査についての注意を受けたかどうか、さまざまな機会に質問してみるのですが、説明を受けた人はほとんど皆無に近いというのが現状です。

アレルギー性疾患やアトピー性皮膚炎の患者は、そうでない人に比べて、長期にわたって薬を処方される機会が多いものです。

かかりつけの医師がいる場合は比較的安心ですが、医師が次々に代わる大きな病院や、説明をあまりしてくれない医師にかかっている場合には、医師の手元にカルテがあっても、長期間の経過を総合的に判断するには無理な状況があります。このような場合は、自分自身でしっかりと薬歴管理をする必要があります。

何月何日、何の薬をどのくらいの期間処方され、実際には何日、どのくらいの間隔で飲み続けたか、そのとき何か気づいたことはあるか、メモしておきます。

これらの記録は、副作用が発現することを予想して行なうというよりは、自分自身の健康管理の一環として行なうものです。

いわば、「自分自身の身体や健康を医師任せにしない」第一歩といえます。

お薬手帳

各地の医師会や製薬会社など、制作や発行しているところはさまざまですが、使う目的は同じです。院外処方箋

いくつかの病院（診療科目）にかかっている場合は、処方医の名前も記録しておくとよいでしょう。

調剤薬局でもらえます。自分の名前、住所、かかりつけの病院などを自分で書きこみます。処方された薬の名前、飲む回数、飲み方の注意などを書く欄もあります。

耳鼻科、小児科、眼科など複数の科や病院を受診しているときに、同じ薬を処方されたり飲み合わせの悪いものが重ならないように防ぎたいときに役立ちます。

また、薬の副反応が気になるときや、副作用が起こったときに、薬の名前がわからないままだと、次にまた同じ薬を処方されてしまう可能性がありますが、薬の詳細や症状などをていねいに記録しておくと、同じことを繰り返さず、適切な処方に役立てることができます。

病院の記録にとどまらず市販薬の使用記録も1冊のお薬手帳に記録しておくと便利です。災害時に役立つよう、

外出時にいつも持ち歩く人もいます。記録は自分でもできますが、薬局で情報提供料を支払い薬剤師に記録してもらうこともできます。

もっと医師と対話を

副作用や効果について、不安になったり疑問を持ったら、漫然と悩まずに、医師に尋ねる努力をしてみましょう。

医師に聞きづらいときは、病院の薬剤師や看護師に相談してみてください。無用な不安を持つ必要はないのですが、薬の名前も知らず、その効果や必要性も知らず、いつまで飲み続けなければならないような病院にあっては、医師にとっても、時間的肉体的につらい診療体制が組まれていて、患者との対話どころではないのかもしれません。

薬の名前や効果については、一般向けの薬の事典が出版されていますので、それを活用すればだいたいのことはわかります。

しかし、アトピッ子地球の子ネットワークに届く患者さんからのメールや電話には、「同じ薬を何カ月も使い続けてよいものかどうか質問したら、別の医師の診療を受けてもいいんですよとやんわりと治療を拒否された」というものや、「薬の名前を聞いたらどなられた」というようなものもあり、医師との会話が成立しないことについての訴えが、多く寄せられています。

これらは、単に薬の名前を知りたいということ以上に、医師と患者の信頼関係を構築したいという訴えだと感じます。一日に大量の患者をさばかなければならないような病院にあっては、それほど不安なことはありません。

それでも、医師が取り扱う医療サービスは、ほかならない「人間」という心ある生き物を対象としているわけです

から、相互の信頼関係を大切にしてほしいものです。

インフォームド・コンセントってなんだろう

当初は、ガン治療に際しての、患者に対する医師の態度についてのみ使われていたこの言葉も、今では医療全般に対して使われるようになりました。

アレルギー性疾患がある患者は、一般の人に比べ、薬剤の長期連用やアナフィラキシー、化学物質に対する過剰反応など、身体の特徴に起因する複雑なテーマを抱える割合が高いにも関わらず、「神経質」「過敏症」という、個人的個性をあらわす言葉で処理されてきました。

しかし、院外処方が一般化し、処方薬に関する詳細情報を提示することが義務化されたことによって、どんな薬を使ってきたかという「薬歴」を管理

することが社会的に認知されるようになったことで、「薬に対するアレルギー」や「副作用の発生」を伝えやすい環境が整いました。

インフォームド・コンセントとは、説明と同意を意味し、患者が人として扱われる最低限のルールのことです。

人は、不安や意志や意欲を持ち合わせている生き物です。それは、医師も患者も同じです。

患者がよりよい治療に出会うためには、治療に対する意欲を持ち、処方された薬や治療方針について興味を示すことです。人として主張し、人としての医師に出会うことです。

医師も人なのですから、まちがうこともあれば、不安も抱えているはずです。できることなら、インフォームド・コンセントの成立によって、医師と患者が手をたずさえて、治療に臨ん

でほしいものです。

望まれるチーム医療

心と身体のバランスが、アレルギー性疾患の治療に大きく影響しているこ
とを、多くの医師が気づき始めました。治そうとする意志、医師の指導を信じ、実行しようとする意欲、患者を支える家族との絆、自分自身を見つめ直すゆとり、外界に対する興味や意欲、そういったものすべてが、身体を癒すとき必要になってくるのです。

医師との信頼関係を成立させるには、正しい情報の伝達が必要です。ときには患者からの情報の引き出しも必要です。医師だけではそれらすべてをとてもカバーしきれません。

薬剤師や栄養士、看護師、カウンセラーといった専門家チームによる総合支援が実現することで、医師もまた、のびのびと診療に携わることができ

のではないでしょうか。

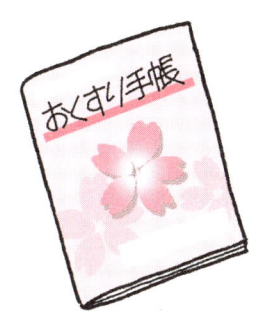

理想をいえば、患者と医師はカルテを共有したい

　患者側の自己管理の方法のひとつとして、薬歴管理をあげましたが、これは本来の姿の半分しか要件を満たしていないと思います。本来は、医療サービスに関してはプロの医師が「カルテ」という診療記録をとっているわけですから、この記録を医師と患者双方が持っていればよいわけです。

　双方が持つことが技術的に不都合なときは患者が見たいときにいつでも必ず見ることができ、内容も患者が見て確認できるような配慮がなされていなければならないでしょう。

　患者自身が自分の身体のことを知り、治療方針について判断することは、何も特別なことではありません。

　医師は判断のために必要なあらゆるデータ、あらゆる材料を患者に示し、患者を支援するプロであってほしいと思います。

　逆の言い方をすれば、患者は自分の身体に起こっていることを知り、医師の力を借りて主体的に治癒に関わる努力をしなければならないということです。そうした判断力を積極的に身につけることを、「医療消費者としての自立」と呼びたいと思います。

　よい医療に出会う原点は、このあたりにあるのではないでしょうか。

　また、なんらかの理由で別の病院に通院しなければならなくなったとき、患者はカルテを持って移動できることが理想です。

　治療経過や治療薬の継続状況を確認するという当たり前の作業が実現するためには、患者がカルテとともに移動することが不可欠なのです。

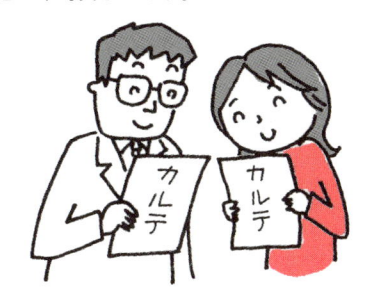

名医は身近にいる

いわゆる名医があなたの名医とはかぎらない

アトピー性皮膚炎や食物アレルギーの患者や家族の中には、よい医師を求めて日本全国を探し歩いているような人がいます。また、第一線の治療法を求めて、有名な大学病院や込み合う専門外来を訪れる人もいます。

しかし、どんなによい医師、どんなに有名な病院にかかることができても、通院だけでくたくたに疲れたり、待ち時間が長くてイライラしたり、あるいは診察時間がとても短くて医師に聞いてみたいことが十分に聞けなかったりしては、なんにもなりません。

また、医師の方も込み合ってくると、自分では懸命にやっているつもりでも、診療は粗雑になってきますし、ぶっきらぼうにもなってきます。

双方にとってストレスの多い状況では、治療が受けられたとしても「治療効果」があらわれないという結果になってしまいます。

名医が遠くにいては名医ではなくなるし、名医が粗雑な診療をすれば名医ではなくなるのです。

身近な医師を名医にする

自分がすでにかかっている医師が名医であってほしいと願う気持ちは、誰にでもあるものです。治療技術、患者の生活への理解、心理的サポートの技量と、三拍子そろった医師であれば理想です。

しかし、医師とて人間です。自分に合わないと感じる医師と出会った場合、どうしてそう感じるのだろうと考えてみることは大切です。

小児科、皮膚科のすべての医師がアトピー性皮膚炎や食物アレルギーに関心があるわけではありません。医師は基本的に治療する技術や、技術をとり入れる能力があります。それにも関わ

らず、得手不得手の治療や疾患ができてしまうのは、医師の関心の違いによるところが多いのではないでしょうか。

現在かかっている医師が、自分の（あるいは子どもの）症状やアトピー性皮膚炎や食物アレルギーという疾患自体を「興味深い！」と感じてくれれば、しめたものです。

患者の方でも、自分の症状を興味深く観察するくらいの余裕が持てたら、医師と患者で「共同研究」のように、この疾患にとり組むことができるでしょう。

とにかく、医師の出した指示や処方に対して、「やってみたらどうだったか」をまめに、かつ簡潔に報告することで、医師へ情報をフィードバックすることが、身近な医師を「私にとっての（子どもにとっての）名医」にしていくようです。

医師以外の専門家も活用

アトピー性皮膚炎の主な治療者は、現在、ほとんどが西洋医学の医師です。炎症のコントロールに関しては、診察、治療、投薬、注射、生活指導など、さまざまな対応ができる職種としては、医師にまさるものはないと考えられます。しかし、炎症もひとやま越え、日常生活も再開してくると、通院がめんどうになったりして医師から離れるようになります。とはいっても、軽度の皮疹は日常的に出たり、消えたりしているわけで、肌のガサガサが続いていることも多いのです。

肌の調子に加え、生活上のトラブルなど、悩みや迷いも多くあります。そんな日常の事がらを聞いてくれる人として、医師以外の専門家の手を借りるのもひとつの方法です。

例えば、アトピーのことがわかっている薬剤師、心理療法士、栄養士、保健師、鍼灸師などが、それぞれの専門を生かしつつ日常の症状のコントロールにつき合ってくれたり、自分の状態を知っていてくれるというのは、心強いものです。

現在関わっている専門家が、もしアトピー性皮膚炎のことをよく知らないようでも、先に述べた「身近な医師を名医に」ということに等しく、患者がうまく働きかけて身近な専門家を育ててもよいわけです。

また、医療関係の人でなくても、患者団体や患者支援団体などの相談窓口を活用する方法も気持ちを整理するためには有効です。

あとがき

今から14年前、最初に本書に着手したときは、子どものアトピー性皮膚炎や食物アレルギーにどう向き合っていくか、筆者自身が手探りだったところからようやく抜け出したような頃でした。

都会の小学校で話し合いを重ねようやくアレルギー対応の給食が実現したのですが、翌年、山梨に移り住んだ親族の所に息子と二人きり身を寄せてそこで暮らすことを決意しました。水が湧き空気が澄んだ村落の自然の中は、心身共に私たちを癒してくれたと思います（そのときの体験や思いを同じ疾患がある子どもたちと分かち合いたくて「環境教育キャンプ」や「里山プログラム」で毎年実践を続けています）。

本書に記したことの多くは、食物アレルギーでぜんそくがあり、アトピー性皮膚炎もあったわが子を見守るために必要だった事がらをまとめています。

また、本書の内容の多くは、電話相談で出会った人々の生の声を記録したものです。患者の方々だけでなく、患者と関わる多くの人に読んでいただき、患者への理解の一助となることを願っています。

最初の出版社で本書は「やさしくわかるアトピーの治し方」というタイトルで10年間販売を続けましたが、今回ご縁があり内容を大きく改定し、合同出版さんから再出発できることになりました。未筆になりましたが、改定版の出版を決断してくださった合同出版の上野良治社長はじめ、編集の坂上美樹さんと齊藤暁子さんに心より感謝申し上げます。

NPO法人アトピッ子地球の子ネットワーク

事務局長　赤城智美

NPO法人アトピッ子地球の子ネットワーク　活動紹介

● **電話相談　木・金** (11:00～12:00・13:00～15:00)　☎ **03-5948-7891**
アトピー性皮膚炎、食物アレルギー、ぜんそく、花粉症などの、アレルギー性疾患や化学物質過敏症をめぐる、育児・対人関係・医師との対話・社会的支援などについて、聞き取りを基本とし問題解決や支援について一緒に考えます。

● **環境教育キャンプ**　● **里山プログラム**
アトピー性皮膚炎、ぜんそく、食物アレルギーなど疾患のある子どもたちと家族を対象に、多くのボランティアスタッフとともに作り上げる。アレルゲンを除去して、全員で同じものを食べる。自然と出会う方法を体験するキャンプ。

● **『アトピッ子ニュースレター』**
医療、食、自然、からだ、薬、育児などをテーマにしたニュースレター、調査結果の報告も誌面で紹介。

● **夜の患者交流会** (第2木曜日か金曜日、18:00～20:00)
患者さん本人を対象にした交流会を不定期に開催。

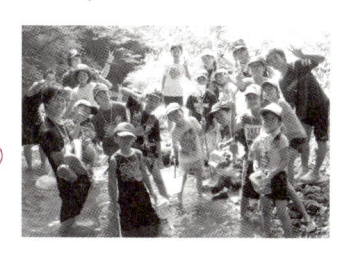

● **調査・研究**
電話による聞き取り調査、アンケートによる大規模調査、テーマを絞ったグループインタビューなど、患者の実情を知り課題解決の提案を社会に向けて発信しています。患者のQOLを向上させる商品開発や改善に努力する企業のお手伝いもしています。

● **食物アレルギー危機管理情報(FAICM)**
https://www.atopicco-foodallergy.org/
食品の表示義務違反、回収情報、誤食事例、企業が取り組む最新情報などを、登録したパソコンや携帯のアドレスに配信します。個人の登録無料。(本書75ページ参照)

● **講師派遣**
食品のアレルゲンコントロール、アレルギーと子育て、学校給食、食物アレルギーの人の暮らしと社会的支援など、さまざまなテーマで。

● **執筆活動**
アトピーエイド(アレルギーQ&A)、消費者リポート(金糸雀日記)、学校給食ニュース(アレルギーの現在)などに機会をいただいて執筆しています。
「アレルゲン管理マニュアル」なども制作。著書は参考文献リストをご参照ください。

● **「アレルギーは環境問題」という視点からも活動しています。**

NPO法人アトピッ子地球の子ネットワーク
〒169-0051東京都新宿区西早稲田1-9-19-207
TEL:03-5948-7891　FAX:03-5291-1392
e-mail:info@atopicco.org　URL:http://www.atopicco.org/

● 執筆／赤城智美
● データ制作／岡村直子
● 校閲／吉澤 淳

『化学物質過敏症―忍び寄る現代病の早期発見と治療―』●宮田幹夫／保健同人社
『絵とき 生きている土の世界』●松尾嘉朗・奥薗壽子／農文協
『食品加工の知識』●太田静行／幸書房
『医学と食品辞典』●朝日出版社
『食をとりまく環境―歴史に学ぶ健康とのかかわり―』●柳田友道／学会出版センター
『イーティングアライブ』●ジョン・マトソン／桐書房
『食の新視点』●木村修一(著)・明治製菓(編)／医食同源選書
『ホルモンのしくみ』●大石正道／日本実業出版社
『病気と医療の社会学』●田口宏昭／世界思想社
『弱くある自由へ』●立岩真也／青土社
『脱病院化社会―医療の限界』●イヴァン・イリッチ(著)・金子嗣朗(訳)／晶文社
『岩波講座現代社会学(4) 身体と間身体の社会学』●岩波書店
『岩波講座現代社会学(11) ジェンダーの社会学』●岩波書店
『ジェンダーの心理学』●青野篤子・森永康子・土居伊都子／ミネルヴァ書房
『ピエール・ブルデュー1930―2002』●加藤晴久／藤原書店
『文化人類学キーワード』●山下晋司・船曳建夫(編)／有斐閣双書
『日本社会の差別構造』●栗原彬(編)／弘文堂
『教育の医学』●鑪幹八郎／慶応通信
『社会学辞典』●見田宗介／弘文堂
『スティグマの社会学』●ゴッフマン(著)・石里毅(訳)／せりか書房
『岩波講座 現代社会学所収 アイデンティティを超えて』●鄭暎恵／岩波書店
『ガンディーの真理―戦闘的非暴力の起源―』
　●E.H.エリクソン(著)・星野美智子(訳)／みすず書房
『食とジェンダー』●竹井恵美子(編)／ドメス出版
『脱学校化社会』●イヴァン・イリイチ／東京創元社
『調査結果報告書 慢性疾患を持つ子どもの療育実態について』
　●アトピッ子地球の子ネットワーク

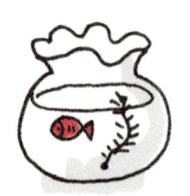

●写真協力

大島椿(株)　TEL：03-3438-3031
(株)アンズコーポレーション　TEL：06-6766-2880
(株)パノコトレーディング　TEL：03-5298-6634
(株)レモン　TEL：03-3357-2158

●参考文献

『小児気管支喘息治療・管理ガイドライン2008』

『厚生労働科学研究班による食物アレルギーの栄養指導の手引き2008』
　●今井孝成（主任研究者）／（独）国立病院機構相模原病院小児科

『厚生労働科学研究班による食物アレルギーの診療の手引き2008』
　●海老澤元宏（主任研究者）／（独）国立病院機構相模原病院臨床研究センターアレルギー性疾患研究部

『学校のアレルギー疾患に対する取り組みガイドライン』
　●文部科学省スポーツ・青少年局学校健康教育課（監修）／（財）日本学校保健会

『食物アレルギー外来診療のポイント57』●小林陽之助・金子一成（監修）／診断と治療社

『食物アレルギーの治療と管理　改訂第2版』●小林陽之助・金子一成（監修）／診断と治療社

『家族と専門医が一緒に作った小児ぜんそくハンドブック2008』
　●日本小児アレルギー学会・西間三馨・西牟田敏之（監修）／協和企画

『卵・乳製品・小麦・大豆を使わないアレルギーっ子の安心レシピ大百科』
　●千葉友幸（監修）・カノウユミコ・夏梅美智子・森洋子・山本朝子（料理）／家の光協会

『花粉症を軽くする暮らし方（シリーズ・安全な暮らしを創る）』●赤城智美・吉村史郎／コモンズ

『食べることが楽しくなるアトピッ子料理ガイド（シリーズ・安全な暮らしを創る）』
　●アトピッ子地球の子ネットワーク（赤城智美・安藤京子）／コモンズ

『アレルギーと楽しく生きる（FOR BEGINNERS SCIENCE）』
　●赤城智美（文）・清重伸之（絵）／現代書館

『育育児典』●毛利子来・山田真／岩波書店

『新食品成分表（2009）』●新食品成分表編集委員会（編）／一橋出版

『アレルギーと心身医療　ここまで分かった！ここまで治る!!―専門医が語る治療と研究の最前線』
　●吾郷晋浩（編著）・牧野荘平（監修）／北隆館

『油の正しい選び方・摂り方―最新　油脂と健康の科学』●奥山治美・國枝英子・市川祐子／農文協

『レイト・レッスンズ―14の事例から学ぶ予防原則』●欧州環境庁（編）・松崎早苗（監訳）／七つ森書館

『梅﨑和子の陰陽重ね煮クッキング―からだにやさしい養生レシピ』●梅﨑和子／農文協

『卵・牛乳・大豆・小麦を使わないアトピッ子のお料理ブック―ママたちが考えたアレルギー食レシピ』
　●小倉英郎・小倉由紀子（監修）・アレルギーの子を持つ親の会『かたつむり』（編）／女子栄養大学出版部

『お母さんに伝えたい子どものくすり安心ガイド　第2版』
　●日本外来小児科学会（編著）／医歯薬出版株式会社

『環境汚染雲』●塚本治弘／五月書房

『大気汚染と酸性雨（環境を調べる・環境を守る）』●塚本治弘／さ・え・ら書房

『人体汚染―法医学からの検証―』●吉村昌雄／金原出版

『沈黙の春』●レイチェル・カーソン／新潮社

『奪われし未来』●シーア・コルボーン、ダイアン・ダマノスキ、ジョン・ピーターソン・マイヤーズ／翔泳社

『アレルギー―正しい治療のために―』●長屋宏／中公新書

『ここまで進んだ花粉症治療法』●佐橋紀男・花粉情報協会／岩波アクティブ新書

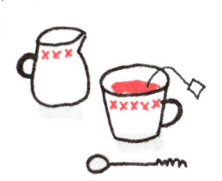

58	**田原クリニック** ●田原義和 〒663-8106 兵庫県西宮市大屋町30-5　TEL：0798-66-5118	食
59	**小島医院** ●小島崇嗣 〒673-0403 兵庫県三木市末広1-6-33　TEL：0794-82-1057	食
60	**あおぞら生協クリニック** ●富永弘久 〒661-0033 兵庫県尼崎市南武庫之荘11-12-1　TEL：06-6436-1724	食
61	**尼崎医療生協病院皮膚科** ●玉置昭治 〒661-0033 兵庫県尼崎市南武庫之荘12-16-1　TEL：06-6436-1701	脱
62	**神戸医療生活協同組合いたやどクリニック** ●木村彰宏 〒653-0853 兵庫県神戸市長田区庄山町1-9-12　TEL：078-611-3681	食
63	**皮ふ科しみずクリニック** ●清水良精 〒657-0846 兵庫県神戸市灘区岩屋北町 7-1-30ラ・メルベーユ301　TEL：078-805-3980	心
64	**東神戸病院小児科** ●森岡芳雄 〒658-0051 兵庫県神戸市東灘区住吉本町1-24-13　TEL：078-841-5731	食
65	**くろさか小児科医院** ●黒坂文武 〒670-0028 兵庫県姫路市岩端町107-4セントラル姫路2F　TEL：0792-92-1551	食
66	**吉村耳鼻咽喉科** ●吉村史郎 〒664-0846 兵庫県伊丹市伊丹1-10-14 2F　TEL：072-771-1187	
67	**古座川町国民健康保険明神診療所** ●森田裕司 〒649-4232 和歌山県東牟婁郡古座川町一雨4-4　TEL：0735-78-0004	食
68	**清音クリニック** ●上田美子 〒719-1171 岡山県総社市清音三国606-1　TEL：0866-94-4111	食
69	**かるが医院** ●松山家芳 〒739-1753 広島県広島市安佐北区狩留家町1298-1　TEL：082-844-7421	食
70	**おおた小児科アレルギー科クリニック** ●太田展生 〒761-0101 香川県高松市春日町川南466-1　TEL：087-844-8288	食
71	**国立病院機構高知病院** ●小倉英郎・小倉由紀子 〒780-8077 高知県高知市朝倉西町1丁目2番25号　TEL：088-844-3111	食
72	**愛媛生協病院小児科** ●有田孝司 〒791-1102 愛媛県松山市来住町1091-1　TEL：089-976-7001	食
73	**国立病院機構福岡病院小児科** ●西間三馨・小田嶋博 〒811-1394 福岡県福岡市南区屋形原4-39-1　TEL：092-565-5534	喘
74	**国立病院機構福岡病院小児科** ●柴田瑠美子 〒811-1394 福岡県福岡市南区屋形原4-39-1　TEL：092-565-5534	食
75	**福田皮膚科クリニック** ●福田英三 〒811-2202 福岡県粕屋郡志免中央3-6-11　TEL：092-936-5255	ダ
76	**小児クリニックたまなは** ●玉那覇幸一郎 〒900-0005 沖縄県那覇市天久1-6-19　TEL：098-867-0017	食

| 39 | 藤田保健衛生大学坂文種會報徳病院小児科　●宇理須厚雄　　　　　　　　　　　　〒454-0012 愛知県名古屋市中川区尾頭橋3-6-10　TEL：052-321-8171 | 食 |

| 40 | 医療生協北病院小児科　●近藤知己　　　　　　　　　　　　〒462-0804 愛知県名古屋市北区上飯田南町2-78　TEL：052-915-2301 | 食 |

| 41 | 総合上飯田第一病院　●鳥居新平　　　　　　　　　　　　〒462-0802 愛知県名古屋市北区上飯田北町2-70　TEL：052-991-3111 | |

| 41 | みちはたこどもクリニック　●道端正孝　　　　　　　　　　　　〒466-0031 愛知県名古屋市昭和区紅梅町3-2-1　TEL：052-841-3355 | 食 |

| 43 | あいち小児センター　●伊藤浩明　　　　　　　　　　　　〒474-0031 愛知県大府市森岡町尾坂田1-2　TEL：0562-43-0500 | 食 |

| 44 | 高雄病院　●江部康二・江部洋一郎　　　　　　　　　　　　〒616-8263 京都府京都市右京区梅ヶ畑畑町3　TEL：075-871-0245 | 養 |

| 45 | 島津医院　●島津恒敏　　　　　　　　　　　　〒604-8845 京都府京都市中京区壬生東高田町31　TEL：075-311-1902 | |

| 46 | 鈴木診療所　●鈴木富美　　　　　　　　　　　　〒606-0806 京都府京都市左京区下鴨蓼倉町68　TEL：075-712-7181 | |

| 47 | 六合会診療所　●中野勝輝　　　　　　　　　　　　〒606-8351 京都府京都市左京区東二条上ル　TEL：075-751-2772 | 脱 |

| 48 | 池田回生病院皮膚科　●庄司昭伸　　　　　　　　　　　　〒563-0053 大阪府池田市建石町8-47　TEL：072-751-8001 | |

| 49 | 南大阪医療生活協同組合住吉民主診療所　●中島 理　　　　　　　　　　　　〒558-0014 大阪府大阪市住吉区我孫子5-3-4　TEL：06-6696-5250 | |

| 50 | 淀川キリスト教病院皮膚科　　　　　　　　　　　　〒533-0032 大阪府大阪市東淀川区淡路2-9-26　TEL：06-6322-2250 | 脱 |

| 51 | 渋谷皮フ科クリニック　●渋谷信治　　　　　　　　　　　　〒532-0011 大阪府大阪市淀川区西中島7-1-1　TEL：06-6305-1080 | |

| 52 | 皮フ科アレルギー科あおきクリニックかゆみ研究所　●青木敏之　　　　　　　　　　　　〒543-0052 大阪府大阪市天王寺区大道1-8-15明治安田生命天王寺ビル3階　TEL：06-4305-8600 | |

| 53 | 先頭クリニック漢方全科　●先頭正四郎　　　　　　　　　　　　〒553-0003 大阪府大阪市福島区福島7-6-23-509　TEL：06-6455-6614 | |

| 54 | さもり小児科　●佐守友仁　　　　　　　　　　　　〒560-0056 大阪府豊中市宮山町4-1-21　TEL：06-6845-6123 | 食 |

| 55 | 大阪大学医学部附属病院皮膚科　●片山一朗　　　　　　　　　　　　〒565-0871 大阪府吹田市山田丘2番15号　TEL：06-6879-5111 | |

| 56 | 阪南医療生協診療所　●眞鍋 穣　　　　　　　　　　　　〒596-0004 大阪府岸和田市荒木町2-2-18　TEL：0724-41-8881 | 食 |

| 57 | 関西医科大学附属滝井病院　●谷内昇一郎　　　　　　　　　　　　〒570-8507 大阪府守口市文園町10番15号　TEL：06-6992-1001 | 食 |

20	**そよ風クリニック** ●宮田幹夫 〒167-0051 東京都杉並区荻窪2-41-12-207　TEL:03-5335-5135	化
21	**田村医院** ●田村 仁 〒170-0011 東京都豊島区池袋本町1-45-16　TEL:03-3971-4922	喘
22	**まつのぶ小児クリニック** ●松延正之 〒177-0045 東京都練馬区石神井台2-28-16　TEL:03-3904-5515	食
23	**藤澤皮膚科医院** ●藤澤重樹 〒178-0063 東京都練馬区東大泉1-37-14　TEL:03-3925-8947	脱
24	**真弓小児科医** ●真弓定夫 〒180-0004 東京都武蔵野市吉祥寺本町1-13-3　TEL:0422-42-3870	
25	**ふるや医院** ●古屋 実 〒189-0014 東京都東村山市本町2-21-17フロールビル2F　TEL:042-398-7007	漢
26	**細谷皮膚科** ●細谷律子 〒201-0012 東京都狛江市中和泉1-1-1狛江YSビル　TEL:03-3430-5688	
27	**多摩ガーデンクリニック小児科** ●杉原 桂 〒206-0033 東京都多摩市落合1-35ライオンズプラザ多摩3F　TEL:042-357-3671	
28	**京王八王子クリニック** ●末松隆之 〒192-0046 東京都八王子市明神町4-7-14八王子ONビル2F　TEL:0426-45-7878	食
29	**八王子中央診療所** ●山田 真 〒192-0053 東京都八王子市八幡町　TEL:0426-26-5591	
30	**おばた小児科クリニック** ●小幡俊彦 〒215-0005 神奈川県川崎市麻生区千代ヶ丘4-18-12スカイプラザ1-A"　TEL:044-951-3390	
31	**国立病院機構相模原病院小児科** ●今井孝成 〒228-8522 神奈川県相模原市桜台18-1　TEL:042-742-8311	食
32	**国立病院機構相模原病院臨床環境医学センター** ●長谷川眞紀 〒228-8522 神奈川県相模原市桜台18-1 TEL:042-742-8311	化
33	**平間医院** ●平間直樹 〒242-0007 神奈川県大和市中央林間3-10-9　TEL:0462-72-2122	養
34	**横浜市立大学付属病院皮膚科** ●池澤善郎 〒236-0004 神奈川県横浜市金沢区福浦3-9　TEL:045-787-2800	
35	**吉澤皮膚科** ●吉澤 潤 〒231-0861 神奈川県横浜市中区石川町1-1カーサ元町4F　TEL:045-662-5005	
36	**隈部小児科医院** ●隈部桂子 〒400-0855 山梨県甲府市中小河原1-14-3　TEL:055-243-0510	食
37	**佐久総合病院小児科** 〒384-0301 長野県佐久市臼田197　TEL:0267-82-3131	
38	**福井県医療生活協同組合光陽生協クリニック小児科** ●木村牧子 〒910-0026 福井県福井市光陽3-9-23　TEL:0776-24-3310	

相談活動の際に私たちが活用している医師リスト

① **うしろ木クリニック** ●後木健一
〒059-1275 北海道苫小牧市錦丘573-318　TEL:0144-68-0505　食

② **長谷川クリニック** ●長谷川浩
〒060-0007 北海道札幌市北区北七条西2-20東京建物札幌ビル3F　TEL:011-726-5151　食

③ **渡辺一彦小児科医院** ●渡辺一彦
〒003-0026 札幌市白石区本通1丁目南1番13号　TEL:011-865-8688　食

④ **かくたこども&アレルギークリニック** ●角田和彦
〒985-0873 宮城県多賀城市中央1-16-8　TEL:022-368-7717　食

⑤ **宮城県立こども病院** ●三浦克志
〒989-3126 宮城県仙台市青葉区落合4-3-17　TEL:022-391-5111　食

⑥ **寺澤小児科** ●寺澤政彦
〒981-0952 宮城県仙台市青葉区中山2-26-20　TEL:022-303-1515　食

⑦ **福島県医療生活協同組合わたり病院小児科** ●北條 徹
〒960-8141 福島県福島市渡利字中江町34　TEL:0425-21-2056　食

⑧ **なめき皮フ科クリニック** ●行木弘真佐
〒319-1416 茨城県日立市田尻町4-49-21　TEL:0294-43-2222　食

⑨ **富所こども・アレルギークリニック** ●富所隆三
〒375-0823 群馬県前橋市川曲町112-2　TEL:027-252-1511　食

⑩ **北関東アレルギー研究所** ●森川昭廣
〒376-010 群馬県みどり市大間々町大間々22-4　TEL:0277-73-2605　喘

⑪ **群馬大学医学部附属病院小児科** ●望月博之
〒371-8511 群馬県前橋市昭和町3-39-22　TEL:027-220-8207　喘

⑫ **千葉勤医協市川市民診療所** ●河野 泉
〒272-0032 千葉県市川市大洲4-10-21　TEL:047-376-2788　食

⑬ **国立病院機構下志津病院小児科** ●西牟田敏之
〒284-0003 千葉県四街道市鹿渡934-5　TEL:043-422-2511　喘

⑭ **北里研究所臨床環境医学センター** ●坂部 貢・宮田幹夫
〒108-8642 東京都港区白金5-9-1　TEL:03-3444-6161　化

⑮ **千葉クリニック** ●千葉友幸
〒134-0081 東京都江戸川区北葛西1-21-22　TEL:03-3680-4035　食

⑯ **中山皮膚科クリニック** ●中山秀夫
〒141-0021 東京都品川区上大崎3-3-5新陽CKビル6F　TEL:03-5421-2651　ダ

⑰ **毛利医院** ●毛利子来
〒150-0001 東京都渋谷区神宮前3-30-10　TEL:03-3408-6948　食

⑱ **駒沢なんば眼科** ●難波龍人
〒154-0012 東京都世田谷区駒沢1-8-18　TEL:03-3422-5410　食

⑲ **成城ささもと小児科** ●笹本明義
〒157-0066 東京都世田谷区成城6-5-27　TEL:03-3789-1153　食

	洗剤……………………………… 100	
	ぜんそく………………………… 28	
	そうじ機………………………… 98	
	即時型アレルギー	
	→Ⅰ型（即時型）アレルギー	

た
- タクロリムス…………………… 26
- ダニ対策………………………… 97
- 暖房器具………………………… 111
- 遅延型アレルギー
  →Ⅳ型（遅延型）アレルギー
- 腸壁とアレルギー……………… 45
- 腸内細菌叢……………………… 45
- 調理器具………………………… 78
- Ｔリンパ球……………………… 15
- 特定原材料表示………………… 73
- トリメチルアミンオキサイド…… 24

な
- 軟膏……………………… 172.180
- 入浴剤…………………………… 123
- 眠りのシステム………………… 163
- 農薬……………………………… 82

は
- ハウスダスト………………… 29.92
- 肌着……………………………… 106
- パッチテスト…………………… 19
- ハプテン………………………… 87
- 阪神淡路大震災の教訓……… 112.124
- Ｂリンパ球……………………… 15
- ヒスタミン…………… 15.24.43.172
- ヒスタミン遊離試験（HRT）…… 19
- 非ステロイド系抗炎症外用剤…… 172
- 皮内テスト……………………… 19
- 皮膚テスト……………………… 19
- 皮膚のバリア…………………… 115
- 肥満細胞→マスト細胞
- 副腎皮質ホルモン……………… 32
- 布団……………………………… 103

- 不眠……………………………… 162
- プリックテスト………………… 19
- プロスタグランジン………… 15.43
- ポストハーベスト……………… 48
- 母乳……………………………… 66

ま
- マクロファージ………………… 15
- マスト細胞（肥満細胞）……… 15
- 民間療法………………………… 88
- 免疫……………………………… 8
- 免疫グロブリン………………… 15
- 免疫抑制剤………………… 26.172

や
- 薬物性アレルゲン……………… 16
- 薬物療法…………… 26.172〜183
- 薬歴管理………………………… 184
- 予防接種………………………… 8
- 誘発テスト……………………… 19
- Ⅳ型（遅延型）アレルギー…… 14

ら
- ラスト法………………………… 19
- リスト法………………………… 19
- リバウンド……………………… 180
- リラクゼーション………… 122.163
- リリーバー……………………… 176
- リンパ球………………………… 15
- リンフォカイン………………… 15
- ロイコトリエン……………… 15.43
- ローション……………………… 117

わ
- ワセリン………………………… 172

●さくいん

あ
- IgE……………………………… 15
- IgA……………………………… 64
- アジュバント…………………… 87
- アセチルコリン………………… 24
- アトピー性皮膚炎……………… 25
- アナフィラキシーショック…… 15.64
- アレルギー検査………………… 18
- アレルギー体質………………… 65
- アレルギーとアトピー………… 10
- アレルギーが起こるしくみ…… 8.12
- アレルギーマーチ……………… 21
- アレルゲン（抗原）…………… 12.16
- 異物……………………………… 12
- Ⅰ型（即時型）アレルギー…… 12
- インフォームド・コンセント… 186
- 塩素……………………………… 86
- オーガニックコットン………… 109

か
- 回転食…………………………… 60
- 化学伝達物質…………………… 15
- 化学物質過敏症………………… 148
- 仮性アレルゲン………………… 24
- 学校生活管理指導表………68〜71
- 活性酸素………………………… 49
- カビ対策………………………… 96
- 花粉症…………………………… 8
- 環境整備………………………… 26
- 乾燥肌…………………………… 114
- 気管支拡張薬…………………… 175
- 吸入性アレルゲン……………… 16
- 吸入誘発テスト………………… 19
- 空気清浄機……………………… 108
- クリーム…………………… 117.180
- 経口負荷テスト………………… 19.22
- 血液検査………………………… 19
- ケミカルメディエーター
  →化学伝達物質
- ケラチノサイト………………… 115
- 抗アレルギー剤………………… 172
- 抗原→アレルゲン
- 抗原抗体反応…………………… 8.12
- 好酸球…………………………… 19
- 合成洗剤………………………… 102
- 抗体……………………………… 8
- 抗ヒスタミン剤………………… 173
- 呼吸器症状……………………… 20
- 粉せっけん……………………… 100
- コントローラー………………… 175

さ
- シクロスポリン………………… 26
- 思春期以降のアトピー性皮膚炎… 26
- 社会的支援……………………… 150
- シャンプー……………………… 121
- 消化器症状……………………… 20
- 浄水器…………………………… 110
- 除去食…………………………… 56
- 食事療法…………………… 26.42〜66
- 食品添加物……………………… 80
- 食品の表示義務………………… 73
- 食物アレルギー………………… 154
- 食物アレルギー危機管理情報… 75
- 食物性アレルゲン……………… 16
- 食物日誌………………………… 52
- 自律訓練法……………………… 167
- 自律神経………………………… 34
- 寝具……………………………… 103
- 心理療法………………………… 27
- スキンケア………………… 114〜123
- スクラッチテスト……………… 19
- ステロイド外用剤……………… 177
- ステロイド吸入薬……………… 175
- ステロイド離脱…………… 142.180
- ストレス………………………… 37
- 生体防御………………………… 12
- 接触性アレルゲン……………… 16
- セロトニン……………………… 15.24

アトピー・アレルギー克服応援ブック
必ず道が見つかるアドバイス

2010年 8月20日　第1刷発行

著　者	NPO法人アトピッ子地球の子ネットワーク
発行者	上野良治
発行所	合同出版株式会社
	東京都千代田区神田神保町1-28
	郵便番号101-0051
	電　話 03（3294）3506
	振　替 00180-9-65422
	ＵＲＬ http://www.godo-shuppan.co.jp
印刷・製本	株式会社 シナノ

■刊行図書リストを無料進呈いたします。
■落丁乱丁の際はお取り換えいたします。

本書を無断で複写・転訳載することは、法律で認められている場合を除き、著作権及び出版社の権利の侵害になりますので、その場合にはあらかじめ小社宛てに許諾を求めてください。

ISBN978-4-7726-0467-3　NDC 365 210×148
© NPO法人アトピッ子地球の子ネットワーク,2010